D1718489

Josef Mann

Cholesterin und Triglyceride...

...die heimliche Gefahr???

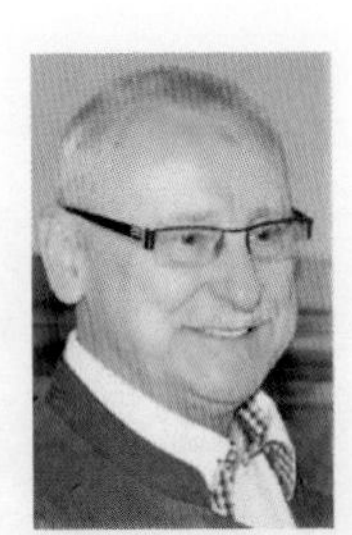

Josef Mann, Jahrgang 1952, gelernter Industriekaufmann und Betriebswirt, verbrachte seine berufliche Laufbahn in der PKW- und Nfz-Zulieferindustrie. Zuletzt war er als Geschäftsführer für die Bereiche, Finanz- und Rechnungswesen, Materialwirtschaft und Personalwesen tätig. In dieser Funktion war er auch für das betriebliche Gesundheitsmanagement (Werksärztlicher Dienst, betriebliche Gemeinschaftsverpflegung) zuständig.

Dieses Werk dient der Information über alternative Möglichkeiten der Gesundheitsvorsorge. Wer die vorgestellten Nahrungsergänzungsmittel bzw. die Inhaltsstoffe anwendet, tut dies in eigener Verantwortung. Es ist nicht beabsichtigt, Diagnosen zu stellen oder Therapieempfehlungen zu geben. Sie dienen auch nicht als Ersatz für professionelle medizinische Behandlung durch Ihren Arzt oder Heilpraktiker.

Trotz sorgfältiger Bearbeitung können Unstimmigkeiten nicht ganz ausgeschlossen werden. Trotz sorgfältiger Bearbeitung wird darauf verwiesen, dass alle Angaben in diesem Werk ohne Gewähr erfolgen und jegliche Haftung des Autors ausgeschlossen ist.

- EIN GUTER FREUND SAGTE EINMAL ZU MIR:

- „WER NACH EINEM FUSSBALL-SPIEL, EINEM TENNISMATCH ODER EINER GOLFRUNDE, MÜDE UND ERSCHÖPFT IST, IST SELBER SCHULD!!!“

- HEUTE WEISS ICH: ER HATTE RECHT.

Inhaltsverzeichnis:

1. Vorwort

Cholesterin und Triglyceride...
...die heimliche Gefahr???

Warum sind Cholesterin und Triglyceride die heimliche Gefahr???

Genaugenommen sind hohe Cholesterin und Triglyceride-Werte große Risikofaktoren für eine mögliche Entstehung von Herz-Kreislauf-Erkrankungen, die durchaus zum Tod durch Herzinfarkt oder Schlaganfall führen können. Das tückische daran ist: Ein hoher Cholesterin-, bzw. Triglyceride-Spiegel tut nicht weh. Deshalb wird er nur wenig beachtet und oftmals erst entdeckt, wenn es bereits zu Problemen gekommen ist, oder wenn man sich „alt genug fühlt“ um einen Termin für eine Vorsorgeuntersuchung beim Hausarzt zu vereinbaren.

Wenn mir jemand vor ein paar Jahren eine Wette angeboten hätte, welche Todesursache für die häufigsten Todesfälle verantwortlich ist, hätte ich auf Krebserkrankungen gewettet und nicht auf Herz-Kreislauf-Erkrankungen. Krebserkrankungen sind in aller Munde und im Familien-, Freundes- und Bekanntenkreis stets ein Thema.

Da mich persönlich die Cholesterin- und Triglyceride-Werte schon seit Jahren begleiten und ich diese Themen in der Kombination mit Todesursachen noch nicht betrachtet habe, schien es mir sehr interessant, mich mit diesem Thema zu beschäftigen.

Ich habe seit Jahren sehr hohe Cholesterin- und Triglyceride-Werte und habe diverse Literatur zu den Themen studiert. Mit Diäten und Nahrungsumstellung verbunden mit der Einnahme diverser Nahrungsergänzungsmittel habe ich versucht, die Werte auf ein normales Maß zu reduzieren. Zu dem Thema später mehr.

2. Meine Geschichte

Als ich zum 31. März 2015 im Alter von 63 Jahren meine berufliche Tätigkeit beendet habe, erschien mir „nur Rentner" zu sein, nicht genug. Ich konnte mich mit dem Gedanken einfach nicht anfreunden nur noch Freizeit zu haben und keine Pflichten mehr. Sicherlich war da die Familie, die Kinder. Zwischenzeitlich war ich auch Opa. Aber ich wollte noch etwas tun.

Gesagt, getan. Ich baute mir eine Homepage auf und begann mich mit Affiliate-, und Empfehlungsmarketing zu beschäftigen.
Das Thema Gesundheit und Naturprodukte hat mich von Anfang an begeistert, da ich auch etwas für meine schlechten Werte tun wollte, aber es war mir immer klar, dass Medikamente mit den bekannten Nebenwirkungen auf keinen Fall in Frage kamen.

Ich möchte aber hier nicht nur einige Produkte aus dem Bereich der Nahrungsergänzung besonders hervorheben, sondern den schweren Weg aufzeigen, der mich zu dem Ziel geführt hat. Schon gar nicht möchte ich Werbung für ein Produkt machen und vor allem nicht den Erfolg den Nahrungsergänzungsmitteln allein zuschreiben, denn die eingenommenen Produkte sind keine Heilmittel, wirken bei anderen Menschen wieder anders und es handelt sich um Nahrung, Nahrungsergänzung oder Nahrungsoptimierung.

Grundsatz:

Nahrungsergänzungsmittel sind kein Ersatz für eine abwechslungsreiche, ausgewogene und „gesunde" Ernährung.

Zum besseren Verständnis möchte ich zu dem Begriff der Nahrungsergänzungsmittel einige Anmerkungen machen.

In der Verordnung über Nahrungsergänzungsmittel **(Nahrungsergänzungsmittelverordnung - NemV)** werden Nahrungsergänzungsmittel als Lebensmittel definiert, die dazu bestimmt sind, die allgemeine Ernährung zu ergänzen, oder wie ich es immer angesehen habe, zu optimieren. Daraus ergibt sich, dass Nahrungsergänzungsmittel nicht zur Vorbeugung, Heilung oder Linderung von Erkrankungen bestimmt sind. Dies ist ausschließlich den Arzneimitteln vorbehalten.

Nahrungsergänzungsmittel werden nicht durch das **-Gesetz über die Werbung auf dem Gebiete des Heilwesens (Heilmittelwerbegesetz - HWG)-** berührt, da sie zur Ernährung dienen. Werbung für Nahrungsergänzungsmittel unterliegen strengen gesetzlichen Richtlinien.

Welche Aussagen erlaubt sind werden in der **Health-Claim-Verordnung** europaweit geregelt (Verordnung (EG) Nr. 1924/2006 des Europäischen Parlaments und des Rates vom 20. Dezember 2006 über nährwert- und gesundheitsbezogene Angaben über Lebensmittel).

Im Anhang zu der Verordnung gibt es eine Liste der zulässigen gesundheitsbezogenen Angaben.

Die Liste ist wie folgt aufgebaut:

1. Nährstoff, Substanz, Lebensmittel oder Lebensmittelkategorie

2. Angabe/Aussage

3. Bedingungen für die Verwendung der Angabe

4. Bedingungen und/oder Beschränkungen hinsichtlich der Verwendung des Lebensmittels und/oder zusätzliche Erklärungen oder Warnungen

5. Nummer im EFSA Journal (Europäische Behörde für Lebensmittelsicherheit, engl. European Food Safety Authority)
6. Nummer des Eintrags in der konsolidierten Liste, die der EFSA zur Bewertung vorgelegt wurde

Aufgrund der gesetzlichen Bestimmungen werde ich in diesem Buch keine Nahrungsergänzungsmittel mit Namen benennen, sondern nur die Inhaltsstoffe beschreiben, die ich für mich als wichtig erachtet habe. Bekanntlich führen viele Wege nach Rom.

Wie Sie gleich auf den nächsten Seiten lesen werden, habe ich meine doch sehr hohen Cholesterin- und Triglyceride deutlich reduzieren können. Da es nicht nur einen Weg, der mich zum Ziel geführt hat gibt, z.B. Nahrungsumstellung, Sport und Bewegung, sondern auch die Suche nach natürlichen Mitteln wie z.B. den sogenannten Botanicals Knoblauch, Fenchel, Ginseng, Ingwer, Kurkuma und natürlich auch Nahrungsergänzungsmittel, Vitamine, Mineralstoffe.

2.1 Cholesterin und Triglyceride

Wie haben sich meine Cholesterin- und Triglyceride-Werte entwickelt? Mit der nachfolgenden Geschichte möchte ich meinen Weg und die Erfahrungen, die ich dabei gemacht habe, erzählen. Eine Erfahrung, die ich auch in verschiedenen Facebook-Gruppen gepostet hatte. Die Wirkungen kann man kaum nachvollziehen. Diese Ergebnisse sind aber messbar und dadurch keine subjektiven Empfindungen, sondern objektive Ergebnisse einer Auswertung von Blutabgabe, durch ein Labor.

Mein höchster Triglyceride-Wert lag bei **1.050 mg/dl** und mein höchster Cholesterinwert war **345 mg/dl**.

Zwei Laborwerte mit **958 mg/dl** und **915 mg/dl** Triglyceride und ein Cholesterinwert mit **307 mg/dl** folgten Monate später. Die Ausgangssituation war sicherlich nicht besonders gut, aber ich habe mir vorgenommen beide Werte auf ein normales Niveau zu bringen. Auf Medikamente wollte ich aber wegen den Nebenwirkungen ganz verzichten. Ein langer Weg lag vor mir.

Begonnen habe ich damit jeden Tag eine Handvoll Walnüsse zu essen und als erste Maßnahme war 10 kg an Gewicht abnehmen angesagt. Tatsächlich konnte ich 14 kg reduzieren und habe davon nur 2 kg in den darauffolgenden Monaten wieder korrigiert. Nunmehr über zwei Jahre ist es mir gelungen mein Gewicht mit kleineren Schwankungen konstant zu halten.

Diese ersten Schritte brachten aber nur mäßigen Erfolg. Ich musste zunächst lernen, dass es wohl nicht so einfach ist, diese Werte zu reduzieren. Dies wurde mir auch von vielen Gesprächspartnern bestätigt. Heute weiß ich, dass ich am Anfang zu kurzfristig gedacht habe. Um die Werte nachhaltig zu reduzieren braucht es Zeit und Geduld.

Blutfette						
Triglyc. gesamt	75-175	mg/dl			958	

Cholesterin	307	+	mg/dl	<200	CHOL	+	307	3562H1
HDL-Cholesterin	34	-	mg/dl	>35	HDL	-	34	3563H1
LDL-Cholesterin d	161	+	mg/dl	<150	LDLM	+	161	3564H1
Triglyceride	915	+	mg/dl	50-200	TRIG	+	915	3565H1

Ich habe diese Werte bei Online-Plattformen zum Erfahrungsaustausch eingestellt und war sehr gespannt auf die Resonanz der Gruppenmitglieder.

Wichtig war mir auch zu erfahren, wie denn andere Betroffene das Thema angegangen sind bzw. was sie unternommen haben um ihre Werte zu senken.

Es hat nicht lange gedauert und ich bekam sehr viele Kommentare von den Gruppenmitgliedern. Der erste Kommentar war zu der Blutentnahme selbst bzw. zu den vorbereitenden Maßnahmen.
Um einen richtigen Wert bei einer Blutuntersuchung zu erhalten, in der der Triglyceride-Wert bestimmt werden soll, ist es wichtig, mindestens 12 Stunden zuvor nichts zu essen, auf Alkohol sollte man sogar drei Tage davor gänzlich verzichten. Ignoriert man das, werden zu hohe Werte gemessen.
Da ich die Anweisung meines Hausarztes befolgt habe und wohl alles richtig gemacht habe, bedankte ich mich für den Hinweis und konnte nur noch anmerken, dass Alkohol bei mir kein Thema sei.

Sogleich kam ein weiterer gut gemeinter Rat, aber auch Medikamente lassen den Triglycerid-Spiegel steigen, wie z.B. östrogenhaltige Antibabypillen, Betablocker, Medikamente gegen Bluthochdruck, Kortikosteroide, Thiaziddiuretika und antiretrovirale Medikamente.
Danke für den Hinweis. Bluthochdruck habe ich nicht. Betablocker und andere Medikamente nehme ich nicht und suche stets nach Alternativen ohne Nebenwirkungen soweit dies bis heute möglich war.

Es folgten sehr viele gute Ratschläge, wie man das Gesamtcholesterin oder das LDL runter und den HDL-Wert deutlich höher bekommt. Von Fischölkapseln, Sport, Bewegung, roten Reis, Leinöl und Nahrungsumstellung war die ganze Palette der Möglichkeiten dabei. In viele Beiträgen berichteten die Teilnehmer über Teilerfolge die sie erreicht haben, aber sehr oft kam auch der Frust und die Enttäuschung zum Ausdruck, wenn der erhoffte Erfolg sich nicht einstellen wollte.

Manche Beiträge haben aber auch ganz deutlich die Angst aufgezeigt, die die Betroffenen nach jahrelangen Bemühungen, die schlechten Werte in den Griff zu bekommen, letztlich doch auf die Medikamente mit den entsprechenden Nebenwirkungen bzw. Spätfolgen zurückgreifen zu müssen.

Andere Teilnehmer an der Diskussion schilderten, dass sie keine oder keine wesentlichen Nebenwirkungen haben. Sie versuchten den anderen Betroffenen Mut zu machen mit dem Hausarzt zu sprechen. Sollten bei einem Medikament Nebenwirkungen auftreten, könnten sie ja auch andere Medikamente ausprobieren, die man eventuell besser vertragen würde. Aber wie auch immer die Medikamente heißen, es sind Statine und Medikamente aus der Gruppe der CSE-Hemmer (Statine). Diese Medikamente senken die ungünstigen LDL-Cholesterinspiegel im Blut.

Betroffene mit starken Nebenwirkungen berichten von starken Muskelschmerzen, so dass das Treppensteigen in den dritten Stock mit so großer Qual verbunden ist bis man seine Wohnung erreichen würde. Sie bringen zum Ausdruck, dass es keine Lebensqualität mehr ist. Schlechte Leberwerte, Diabetes oder Magen-Darm-Beschwerden, ebenfalls mögliche Nebenwirkungen bei der Einnahme von Statinen waren Thema.

Ebenfalls erwähnenswert waren die Beiträge der Teilnehmer, die bei der Einnahme der Medikamente wohl keine oder noch keine Nebenwirkungen hatten und deshalb von den Medikamenten überzeugt waren. Einige Gruppenteilnehmer waren mit ihren Kommentaren sehr überzeugt, dass ich mit Nahrungsumstellung und Sport so hohe Werte, wie ich sie hatte, auf keinen Fall ohne Medikamente, auf ein normales Maß senken könnte. „Damit schaffst du maximal 10% deine Werte zu reduzieren", war der überzeugte Beitrag.

Ein sehr wichtiger Hinweis, dass zu hohe Cholesterinwerte oft vererbt werden, konnte ich ausschließen, da meine Genuntersuchung keine familiäre oder primäre Hypercholesterinämie angezeigt hat, obwohl diese in Deutschland zu den häufigsten genetischen Stoffwechselerkrankungen zählt.

2.2 Cholesterin und Triglyceride Teil 2

Meine Geschichte geht nun weiter. Blutabgabe am 13.06.2018.

Bei den Cholesterinwerten ist mein erstes Ziel bei **200** mg/dl erreicht. Der LDL-Wert war bei 104 mg/dl und der HDL-Wert bei 40 mg/dl. An der Stelle ist vielleicht noch ein Feintuning erforderlich und vor allem den Wert auf Dauer zu erhalten und evtl. noch etwas zu senken.

Ich war fest davon überzeugt, dass ich mein Ziel, trotz anderen Voraussagen, schaffen werde und ich habe es geschafft. Es war nicht immer einfach, aber meine Ausdauer und das ständige Suchen nach Alternativen, trotz vielfachen Rückschlägen, haben mir gezeigt, dass mein Weg richtig war. Ich musste mir oft sagen:

„Mit mir nicht!“

....und ich sollte Recht bekommen. Was ich alles unternommen habe kann man später auf den folgenden Seiten lesen.

Der Referenz-Wert, der in den folgenden Grafiken angegeben ist, habe ich dem Laborbefund entnommen. Der Referenzbereich ist jener Bereich, in dem 95 Prozent aller gesunden Menschen mit ihrem individuellen Messwert liegen. Das mein Wert und der Referenzwert genau gleich bei 200 mg/dl liegen, ist reiner Zufall.

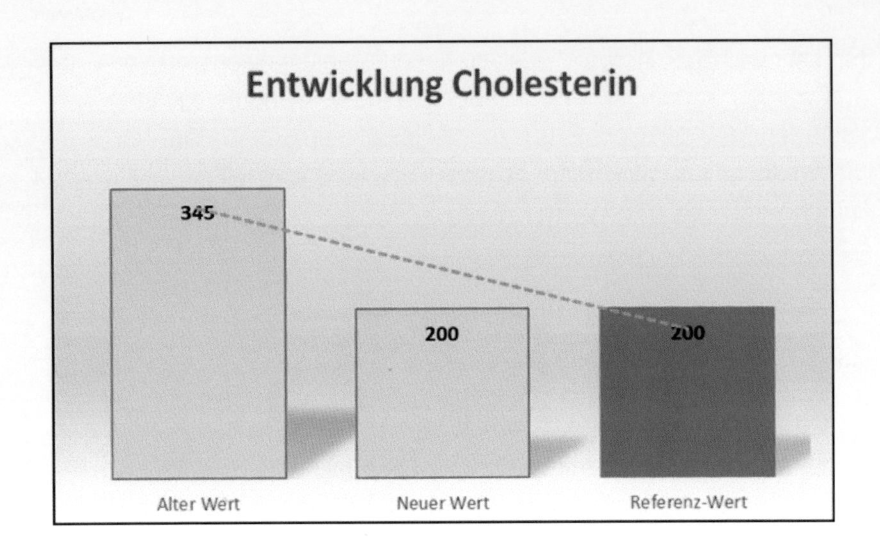

Besonders hat mich gefreut, dass der Quotient LDL/HDL, der bei Messungen in der Vergangenheit bei 4,7 lag, sich deutlich auf 2,6 reduziert hat. Dieser Wert muss unter 3,0 liegen. Da war ich zu Beginn auch weit entfernt.

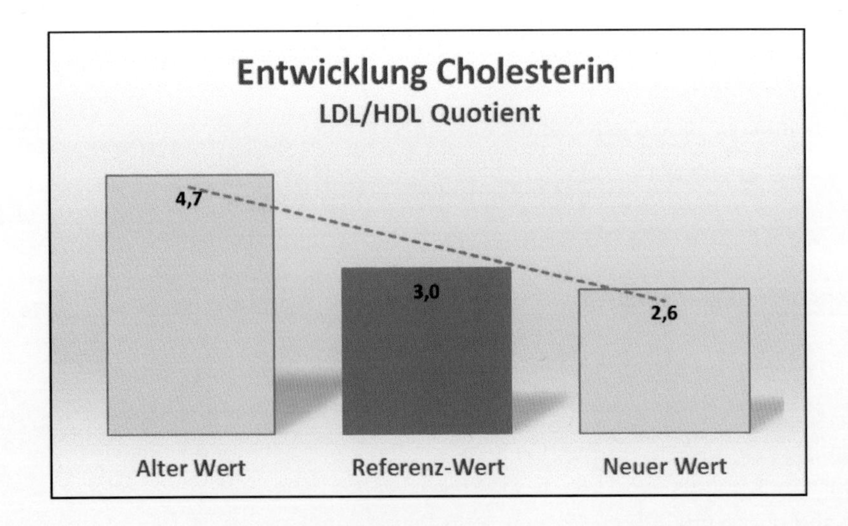

Nun, warum das Verhältnis LDL zu HDL so wichtig ist habe ich im nächsten Kapitel kurz beschrieben. An einem einfachen Beispiel möchte ich versuchen das zu erklären. Wenn man sich die Menschenmassen vorstellt, die bei einem Konzert oder bei einer Sportveranstaltung in einem Stadion zusammenkommen, kann man meiner Meinung nach sehr gut die Funktionsweise von LDL und HDL darstellen. Je mehr Menschen eine solche Veranstaltung besuchen, desto mehr Ordner und Reinigungskräfte werden benötigt. Auf mein Thema bezogen soll es bedeuten, die Besucher der Veranstaltung ist das LDL und die Ordner oder die Reinigungskräfte ist das HDL. Das richtige Verhältnis dieser Kräfte sorgt für einen reibungslosen Ablauf bzw. Durchlauf und sorgt für Sicherheit und Sauberkeit. Dazu später aber mehr.

Nach meiner letzten Blutabgabe vom 13.06.2018 war auch mein Triglyceride-Wert deutlich zu dem Ausgangswert gesunken. Der Wert lag noch bei **381** mg/dl. An diesem Ergebnis muss ich wohl noch weiterarbeiten.

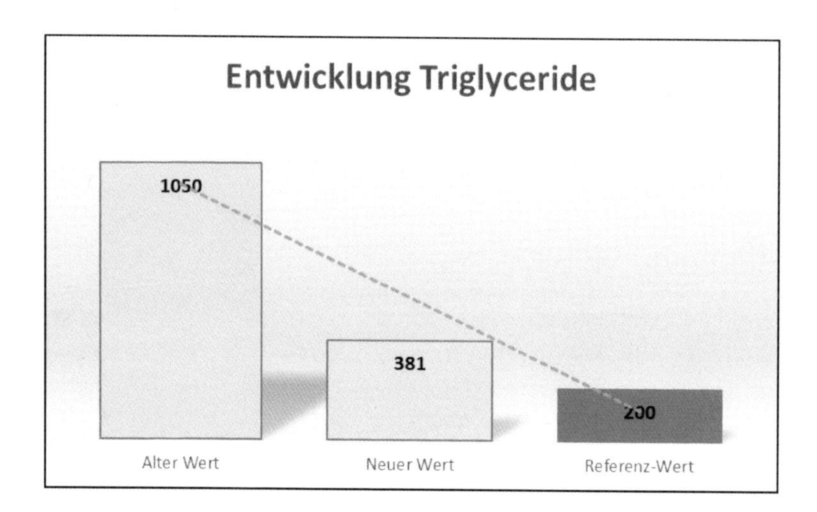

Aber wenn ich mir anschaue bei welchem Wert ich meinen Weg begonnen habe, ist der Zwischenstand schon ermutigend, was nicht bedeutet, dass ich an dieser Stelle meine Bemühungen vernachlässige. Ziel ist es bei den Triglyceriden unter 200 mg/dl zu kommen.

Richtig stolz bin ich darauf, dass ich auf „Schemie“ (Statine, Ezetimib, PCSK9-Hemmer und Fibrate & Co.) ganz verzichtet habe und trotzdem dieses Ergebnis erreicht habe.

Mit Nahrungsumstellung, Sport und Bewegung, Leinöl, Walnüssen, Omega-Kapseln und ein paar anderen Nahrungsergänzungsmitteln bin ich meinem Ziel schon sehr nahegekommen. Kein Grund für mich nachzulassen.

Blutabgabe vom 13. Juni 2018

Cholesterin	200	+	mg/dl	<200	CHOL	+	200	3562H1
HDL-Cholesterin	40		mg/dl	>35	HDL		40	3563H1
LDL-Cholesterin d	104		mg/dl	<150	LDLM		104	3564H1
Triglyceride	381	+	mg/dl	<200	TRIG	+	381	3565H1

Faktor: LDL 104 / HDL 40 = 2,600

Die Reaktionen nach der Bekanntgabe der Ergebnisse in Online-Plattformen zeigten, dass die Gruppenteilnehmer es kaum glauben konnten, oder zumindest sehr überrascht waren, was mir da gelungen ist bzw. welche Änderungen in meiner Lebensweise zu diesem Erfolg geführt hat. Sie wollten mehr wissen, was ich auch nachvollziehen konnte.

Viele Fragen:

Wie hast du das geschaft?
Welche Nahrungsergänzungsmittel hast du genommen?
Wie war deine Ernährungsumstellung?

Kannst du vielleicht mehr im Detail erzählen was du dafür gemacht hast z.B. welche Nahrungsergänzungsmittel usw.!!!
Was hast du gegessen und was nicht?
Schreib uns mal deine Geschichte. So entstand die Idee zu diesem Buch.

Ein Teilnehmer stellte fest, dass ich vorher mit einem Triglyceride-Wert von 915 mg/dl, wo normal höchstens 200 mg/dl ist, und mit einem Cholesterinwert von 305 mg/dl und höher bei einem Referenzwert von 200 mg/dl, hätte ich mich ja in **Lebensgefahr** befunden. Sei froh, jetzt ist alles normal.

Ich habe zwar kurz angemerkt, dass man nicht so schnell stirbt, musste aber gestehen, dass er Recht hatte und es höchste Zeit war etwas zu tun.

Aber auch die Diskussionen und Erfahrungen zu den Medikamenten wollten nicht enden. Ich nehme wegen meinem zu hohen LDL-Wert Atorvastatin 20 mg seit ca. 5 Wochen. Wie sind die Erfahrungen damit? Gibt es was Besseres? Wie auch immer das gemeint war.

Atorvastatin *ist ein Arzneistoff aus der Gruppe der Statine, der zur Therapie bei einem zu hohen Cholesterinspiegel im Blut eingesetzt wird.*

Aufmunternde Worte und gutgemeinte Ratschläge wie, ich nehme die auch und habe damit keine Probleme. Ich nehme noch Q10 dazu, dann sollen sie wohl besser verträglich sein. Oder, ich fange ab Montag mit den Tabletten an und hoffe, dass ich sie gut vertrage.

Erfolgsnachrichten waren auch dabei. Mein LDL ist heute bei 118 mg/dl. Vor ca. 2 Monaten war er bei 160 mg/dl. Gesenkt mit Atorvastatin. Mit meiner Anmerkung konnte ich mich nicht zurückhalten. Das habe ich ohne "Schemie" geschafft. Schau dir meine Werte an. Denke auch an die Nebenwirkungen.

Ja ich weiß, macht mir auch total Angst. Wie ist das mit Armolipid? Ich muss den LDL Wert auf mindestens 70 mg/dl senken. Denn man Lipoprotein A Wert ist bei 400 mg/dl, allerdings ohne Symptome.

***Armolipid** wird ebenfalls bei einem zu hohen Cholesterinspiegel im Blut eingesetzt.*

Diese Anmerkungen könnte ich fortsetzen, aber eine Aufzählung weiterer Kommentare würde nicht mehr Erkenntnis bringen. An dem Vorgesagten sieht man wie groß das Interesse an meinem Beitrag war, vor allem an meinem erzielten Ergebnis.

Diese Unterhaltung zeigt sehr schön wie die Menschen Angst haben und völlig verunsichert sind mit ihrer Situation. Sie fragen nach den Medikamenten, die sie vom Arzt verschrieben bekommen haben, wie andere Anwender sie vertragen um so das eigene Risiko wohl besser einschätzen zu können. Wenn sie aber darauf hingewiesen werden, dass die Medikamente Nebenwirkungen haben und gleichzeitig darauf aufmerksam gemacht werden, dass es eventuell auch ohne Chemie geht, erfolgt keine Reaktion.

Manchmal geht die Überlegung so weit, dass man das Heil in der Wahl eines anderen Medikamentes sucht. Meistens ist der Wirkstoff der gleiche nur der Name des Medikamentes ist ein anderer, oder aber ein anderer Wirkstoff aus der gleichen Gruppe mit einem anderen Namen aber mit den gleichen Nebenwirkungen.

Die Suche nach Alternativen sind dann oftmals mit Aufwand, Veränderung der Lebensgewohnheiten, Ernährungsumstellung, Suche nach geeigneten Nahrungsergänzungsmittel, Studium entsprechender Beiträge im Internet oder Literatur, verbunden. Aber der Aufwand lohnt sich. Viele haben sicherlich Angst bei der großen Anzahl von Angeboten. Auch ich habe sehr viel ausprobiert, mal mit mehr und mal mit weniger Erfolg.

Ich habe nie aufgegeben mit meiner Umgebung über deren Erfahrungen zu diskutieren um so etwas Neues zu finden. Es ist ein langer Weg, aber heute kann ich sagen, dass es sich gelohnt hat.

Bei den Anmerkungen der Teilnehmer habe ich auf Nennung der Namen verzichtet um die Persönlichkeit der Teilnehmer zu schützen.

2.3 Buchtitel

Cholesterin und Triglyceride...
...die heimliche Gefahr???

Warum habe ich für meine Geschichte meine Cholesterin- und Triglyceride-Werte genommen. Sicherlich hätte ich über andere „Baustellen" auch berichten können. Aber zum einem habe ich selber viele Jahre mit schlechten Werten kämpfen müssen und zum anderen war ich da in „guter Gesellschaft", denn ca. 33% der Bevölkerung leiden unter erhöhten Cholesterinwerten, d.h. jeder Dritte hat Probleme mit seinen Blutfettwerten.

Zunächst muss man aber wissen, dass Cholesterin im Körper nicht grundsätzlich schädlich ist, sondern für viele Funktionen benötigt wird. Cholesterin ist für den Aufbau und die Funktion der Körperzellen unentbehrlich und ist für die Bildung von Hormonen, Gallensäure zur Fettverdauung oder Vitaminen notwendig. Der Körper produziert vor allem in der Leber einen Großteil des benötigten Cholesterins selber, der Rest des benötigten Cholesterins wird dem Nahrungscholesterin entnommen.

Wird aber über die Ernährung zu viel Cholesterin aufgenommen und kann dieses nicht über die Reduktion der körpereigenen Cholesterinproduktion verringert werden, gelangen sie wieder in die Leber, von wo aus es im Blut verteilt wird.

Das Gesamtcholesterin besteht aus zwei Bestandteilen dem Low Density Lipoprotein (LDL) und dem High Density Lipoprotein (HDL). Das LDL transportiert das Cholesterin, über das Blut, dorthin wo es im Körper gebraucht wird, in die Zellen diversen Organe. Das HDL hat die Aufgabe das Cholesterin aus den Organen wieder einzusammeln und zur Leber zurück zu transportieren, wo es entsorgt wird.

Das LDL wird als das „schlechte Cholesterin“ und das HDL als das „gute Cholesterin“ bezeichnet. Kommt es zu einer Erhöhung des LDLs im Blut so wird das Cholesterin an den Gefäßwänden abgelagert. Das HDL, dass für den Rücktransport zuständig ist, baut die Ablagerung ab und transportiert diese zur Leber zurück. Wenn ein Ungleichgewicht entsteht, kann durch die Ablagerungen eine Arterienverkalkung (Arteriosklerose) entstehen, die dann zu Herz-Kreislauf-Erkrankungen führen kann.

Bei zu hohen Triglyceride-Werten besteht ebenso ein großes Risiko für die Entstehung einer Arteriosklerose, mit den gleichen Folgeerkrankungen, wie sie schon bei den zu hohen Cholesterinwerten beschrieben wurden. Triglyceride werden dem Körper über die Nahrung zugeführt. Es werden aber auch von der Leber Kohlenhydrate in Triglyceride umgewandelt.
Deshalb kann eine entsprechende Ernährung sich positiv auf die Blutfettwerte auswirken. Deshalb war auch bei uns der erste Ansatz die Ernährungsumstellung, verbunden mit der Reduzierung von Kohlenhydraten auf unserem Speiseplan, wie im Kapitel **3. Ernährung** beschrieben wird. Für die Erhöhung der Werte können auch Stoffwechselerkrankungen, Diabetes mellitus oder gar erblich bedingte Erkrankungen, verantwortlich sein.

Dies sollte auf jeden Fall durch den behandelnden Arzt vorher abgeklärt werden. Besonders wenn weitere Risikofaktoren wie Übergewicht (Bauchfett), Rauchen, Alkohol, Bluthochdruck, Gefäßerkrankungen, Herz-Kreislauf-Erkrankungen, falsche Ernährung oder Medikamente eingenommen werden, sollten die Blutfettwerte regelmäßig, mit einem Bluttest kontrolliert und die sonstigen Risiken durch den Arzt untersucht werden. Bauchfett ist die Ursache für zahlreiche Wohlstandskrankheiten, von Bluthochdruck, Diabetes mellitus bis hin zum Herzinfarkt und Schlaganfall.

Die wichtigsten Risikofaktoren für Bluthochdruck sind:

Übergewicht
Übermäßiger Kochsalzkonsum
Erhöhter Alkoholgenuss
Bewegungsmangel
Stress
Vererbte Neigung zu Bluthochdruck

Die wichtigsten Risikofaktoren für Bluthochdruck sind mit den Risikofaktoren bei Betroffenen mit hohen Cholesterin- und Triglyceride-Werten identisch, die dann zu den nachfolgend beschriebenen Todesursachen führen. Das tragische ist, dass hohe Blutfettwerte zunächst nicht weh tun. Es liegt in unserer Natur, dass das was nicht weh tut, nicht unbedingt Beachtung findet. Vielleicht ist das auch der Grund, dass so viele Menschen davon betroffen sind und oftmals die Erkrankung erst festgestellt wird, wenn es eventuell schon zu spät ist.

Die Spätfolgen der hohen Blutfettwerte sind die Herz-Kreislauf-Erkrankungen, die in den Statistiken des Statischtischen Bundesamtes, zu den häufigsten Todesursachen zählen.

2.4 Todesursachen (Statistisches Bundesamt)

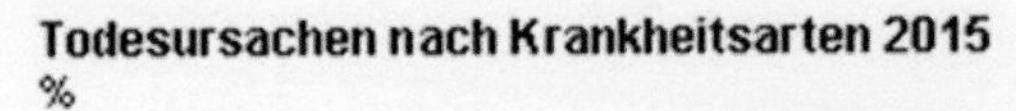

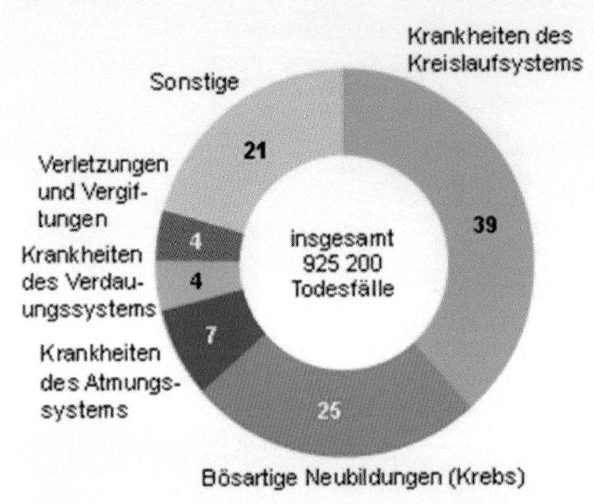

© Statistisches Bundesamt (Destatis), 2017

In der Statistik aus dem Jahr 2015 zählen mit 39% die Krankheiten des Kreislaufsystems, zu den häufigsten Todesursachen. Insgesamt waren es 356.616 Menschen die dadurch verstorben sind. Deutlich mehr als z.B. durch Krebsleiden und anderen Krebserkrankungen. Deshalb war mir das Thema so wichtig und ich möchte die Leser sensibilisieren die Blutfettwerte zu kontrollieren, bevor es zu spät ist.

Risikofaktoren

Übergewicht (Bauchfett), falsche Ernährung
Rauchen, Alkohol
Bluthochdruck
Gefäßerkrankungen

Herz-Kreislauf-Erkrankungen
Medikamente
Diabetes mellitus
Stress (auch Freizeitstress)

Ausgewählte Todesursachen 2015

Herz-Kreislauf-Erkrankungen	356 616
Chronische ischämische Herzkrankheit	76 013
Akuter Myokardinfarkt	49 210
Herzinsuffizienz	47 414
Krebsleiden	226 337
Lungen-/Bronchialkrebs	45 224
Brustkrebs	18 295
Dickdarmkrebs	16 672
Suizide	10 078

Quelle: Statistisches Bundesamt

Also was tun?

Ernährungsumstellung	weniger Kohlenhydrate Nudeln, Kartoffeln, Reis weniger Brot (Weizen), mehr dunkle Brotsorten (Vollkorn), Dinkelbrot oder Dinkelbrötchen und Dinkelbrezel
Ernährung	weniger Fleisch, weniger tierische Fette

Ausgewogene Ernährung	mehr pflanzliche Fette, Olivenöl, Leinöl, Fleisch, Fisch, Salat, Gemüse, Obst, Nüsse, Hülsenfrüchte,
Übergewicht (Bauchfett)	Gewicht reduzieren
Rauchen	weniger rauchen oder ganz aufhören
Alkohol	weniger Alkohol
Bluthochdruck	ab und zu selber kontrollieren oder beim Arzt messen lassen
Gefäßerkrankungen	Arzt abklären
Herz-Kreislauf-Erkrankungen	Arzt abklären
Medikamente	Arzt abklären, Beipackzettel
Stress	anderes Zeitmanagement, Arbeitsorganisation Aufgaben delegieren, Prioritäten setzen

Wichtig:

Salz, Zucker	so viel wie möglich einsparen
Trinken	viel trinken, pro Tag 1,5 bis 2,5 Liter Wasser oder Tee
Sport	Fahrrad fahren, Laufen, viel Bewegung

3. Ernährung

Ernährung war natürlich auch ein Thema in der Diskussion. So habe ich ein Bild von meinem Frühstück gepostet und gleich die Zutaten (siehe Seite 27) aufgelistet. Die Reaktion war ernüchternd, denn ein Gruppenmitglied hat mich sogleich aufgeklärt, dass ich mit Ernährung maximal **10%** meine hohen Triglyceride und Cholesterinwerte reduzieren könnte. Mehr Einfluss hätte die Ernährung nicht.

Nun gut, dann müsste ich eben für den Rest von **90%** eine andere Möglichkeit finden um meine Werte auf das gewünschte Niveau zu reduzieren. Das war kein Grund für mich die Flinte ins Korn zu werfen.

In der Zeit meiner Berufstätigkeit war das stets ein Problem, da ich immer sehr spät nach der Arbeit nach Hause kam und meine Frau gekocht hatte, da ich tagsüber keine warme Mahlzeit zu mir genommen habe. In dieser Zeit habe ich mit den Versuchen das Gewicht zu reduzieren große Probleme. Ich verrate sicherlich kein Geheimnis, wenn ich jetzt auf die vielen Versuchen in all den Jahren zurückblicke, dass nach jeder Diät oder einem Abnehmversuch, in kürzester Zeit mein Ausgangsgewicht wieder erreicht war. Oft waren nach kürzester Zeit sogar mehr Kilo auf der Waage wie vorher. Der Berühmte Jojo-Effekt hatte stets meine Bemühungen untergraben.

Als ich dann nicht mehr Arbeiten musste und mein Rentnerdasein genießen durfte, war uns sehr schnell klar, dass wir jetzt die Zeit hatten an unseren Ernährungsgewohnheiten etwas zu ändern. Also haben wir beschlossen eine kalorienreduzierte Diät zu beginnen und gleichzeitig Kohlenhydrate zu reduzieren. Verzicht auf Kohlenhydrate war uns wichtig zum einem wegen der Gewichtsreduzierung, die wir uns vorgenommen haben und zum anderem wegen meiner hohen Cholesterin- und Triglyceride-Werten.

Der Verzicht auf Kohlenhydrate ist besonders wichtig bei den Mahlzeiten am Abend. Kohlenhydrate spielen natürlich eine wichtige Rolle bei unserer Ernährung. Wir essen zum Frühstück keine Kohlenhydrate. Brot und Brötchen gibt es nicht. Mittagessen ist normal mit Kohlenhydraten, Nudel, Kartoffel, Reis.

Nach einigen Monaten hatte ich mit unserer Nahrungsumstellung und viel Bewegung 14 kg abgenommen, die ich zwischenzeitlich auf etwa 12 kg korrigiert hatte. Dieses Gewicht halte ich nun schon über ein Jahr. Auch wenn mir durchaus klar ist, dass ich noch weitere 10 kg abnehmen sollte, möchte ich mein derzeitiges Gewicht über einen längeren Zeitraum stabilisieren, bevor ich einen neuen Versuch, Gewicht zu reduzieren, starte. Im Moment fühle ich mich mit meinem Gewicht sehr wohl. Dazu muss man auch noch sagen, dass wir seit meinem Rentnerdasein uns mehr bewegen. Wir gehen mindestens 2-mal in der Woche auf den Golfplatz und spielen eine 18-Loch-Runde. Das entspricht jede Woche einem Halbmarathon. Unseren Urlaub verbinden wir ebenfalls mit Golf. In den Wintermonaten haben wir uns im Fitnessstudio angemeldet.

Vor der Nahrungsumstellung lag mein Body-Mass-Index (BMI) bei 34,3. Der BMI gibt Aufschluss darüber, ob man Normalgewicht hat, unter- oder übergewichtig ist. Ich war also übergewichtig. Nachdem ich mein Gewicht reduziert hatte, sang der BMI auf 29,7 und ich war nur noch leicht übergewichtig. Zwei bis drei Kilo hatte ich noch zu viel zum Normalgewicht. Das werde ich mit der Zeit auch noch erreichen. Im Moment ist es mir aber wichtiger mein Gewicht auf Dauer zu stabilisieren, dann fällt der nächste Schritt nicht so schwer.

3.1 Mein Frühstück

Man kann sicherlich nicht behaupten, dass wir unser Frühstück zelebrieren. Bei uns gibt es an 365 Tagen das nachfolgend beschriebene Frühstück. Abweichungen gibt es nur am Wochenende mit einem 6-Minuten Ei.
Ansonsten kann es saisonale Abweichungen bei der Auswahl der Obstsorten geben, z.B. Erdbeeren, Himbeeren, Birnen statt Apfel, Pfirsich, Aprikosen, Mirabellen, Renekloden, Nektarinen oder Melone. Es gibt immer 3 verschiedene Obstsorten.
Kein Brot oder Brötchen. Ausnahmen nur im Urlaub oder wenn Besuch da ist.
ca. 130 – 150 gr.

Leinsamen geschrotet
Bio-Leinöl
Bio-Ahorn-Sirup
Schafsmilch-Joghurt
Soja-Joghurt
1 Glas Ingwer-Tee

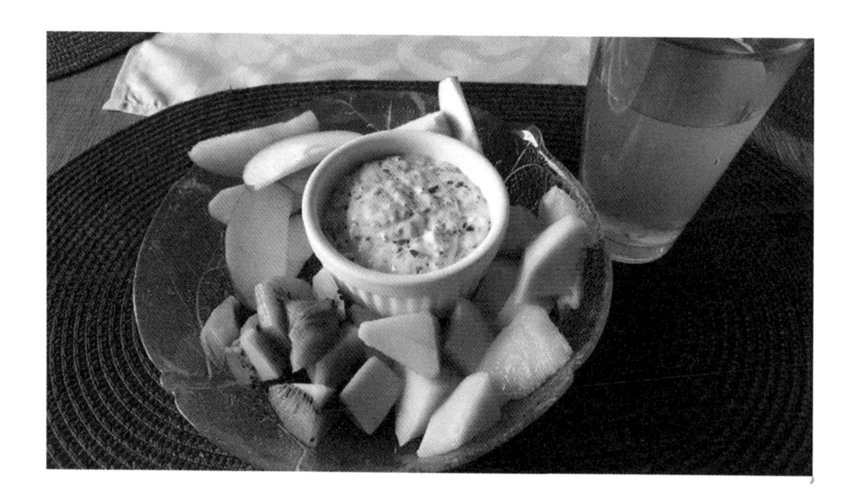

Ein gesundes Frühstück ist eine gute Basis für den Tag.

Leinsamen

- Wegen der pflanzlichen Omega 3/6-Fettsäuren
- Ballaststoffe (gut für die Verdauung)
- Enthält die Vitamine B1, B2, B3, B6 und E
- Enthält Mineralstoffe, wie Kalium, Phosphor, Magnesium, Calcium...
- Enthält Aminosäuren, Essentielle Aminosäuren, Nichtessentielle Aminosäuren…

Leinöl

- Gut für Cholesterin, Haut und bei Entzündungen
- Positive Wirkung auf das Herz-Kreislauf-System
- Unterstützung bei Diäten, Gewichtsreduzierung

Obst

- Kann je nach Saison variieren. Wir essen heimisches Obst das gerade bei uns wächst.
- Kiwi haben wir oft wegen den hohen Vitaminwerten dabei.
- Mango hat ebenso viel Vitamine und Mineralstoffe

Ingwer-Tee

- Kann Blutdruck senken, entzündungshemmend, blutzuckersenkend
- Er soll die Fettverbrennung anregen, unterstützt dadurch den Diät-Prozess.
- Regt den Stoffwechsel an und unterstützt die Verdauung.

Wir kochen 5 bis 6 Scheiben Ingwer für ca. 10 Minuten bei niedriger Temperatur und geben Honig ins Glas.

Aber nicht nur Frühstück war ein Thema, sondern auch unsere Ernährung im Allgemeinen. Wie schon beschrieben haben wir auf Kohlenhydrate verzichtet wo immer es ging. Zum Mittagsessen konnten Kohlenhydrate dabei sein, auf keinen Fall am Abend. Ich möchte ein paar Beispiele zeigen, die ein Bild unserer Nahrungsumstellung geben sollen. Es soll aber kein Kochbuch werden.

Ein Anruf oder eine E-Mail sind stets bei Fragen willkommen. Auch Rezeptwünsche werden gern beantwortet.

Meine Kontaktdaten sind auf Seite 88 zu finden.

3.2 Mittagessen

Eine Anmerkung zum Mittagessen. Wir essen normal weiter wie wir es gewohnt waren. Da wir aber auch unser Gewicht reduzieren wollen, sind die Portionen etwas kleiner wie in der Vergangenheit und immer öfter verzichten wir auf Sättigungsbeilagen wie Kartoffel, Nudeln oder Reis. Gemüse oder Salat ist aber immer dabei.

Die folgenden Bilder sind keine Profiaufnahmen, meine Frau hat gekocht und ich habe die Aufnahmen davon gemacht.

Was wollte ich mit den folgenden Beispielen unserer Mittagessen zu Ausdruck bringen.

- Essen soll Spaß und Freude machen und nicht zu einer reinen Nahrungsaufnahme degenerieren.
- Unser Essen soll von guter Qualität sein.
- Wir legen großen Wert auf Bioqualität unserer Nahrungsmittel.

- Nahrungsmittel frisch zubereiten, keine Fertigprodukte so genannte Convenience-Food verwenden. Je mehr ein Nahrungsmittel vorgefertigt ist, desto mehr Zusatz- und Aromastoffe sowie ungesättigte Fettsäuren, sind in der Regel enthalten. Dabei sollte man auch den Verpackungsmüll (Plastikverpackungen) nicht vergessen. Frische Lebensmittel müssen nicht verpackt werden.
- Man sagt, das Auge isst mit.
- Portionen an den Bedarf anpassen.
- Zielgerichtet essen.

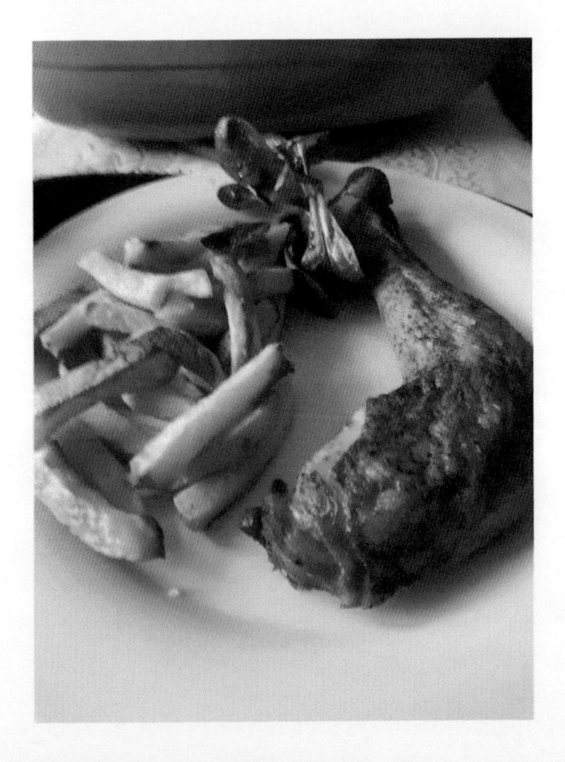

Hähnchenschlegel mit selbstgemachten Pommes frites, dazu Salat. Ein Tipp: Mit der Pizzastufe werden die Pommes richtig knusprig.

Wenn Sie eine Gewichtsreduzierung vorhaben, dann sollten Sie weniger Kohlenhydrate und dafür mehr eiweißhaltige Speisen kombiniert mit Gemüse, Hülsenfrüchten und/oder Salat essen. Der größere Anteil unserer Nahrungseiweiße sollten aus den pflanzlichen Eiweißquellen stammen.

Nehmen wir als Beispiel unser Frühstück. Leinsamen haben einen hohen Anteil an pflanzlichem Eiweiß oder auch Proteine genannt, dazu Quark, Joghurt und Leinöl. Wer keine Leinsamen mag, kann auch Haferflocken oder Haferkleie nehmen. Wer abnehmen möchte sollte die Haferkleie den Haferflocken den Vorrang geben, da Haferkleie weniger Kalorien und Kohlenhydrate hat und dafür mehr Eiweiß.

Portionen an den Bedarf anpassen bedeutet, dass man in der Familie die unterschiedlichen Interessen berücksichtigen kann. Was ich damit meine, kann ich mit unserem ersten Bild, unserer Mittagessen „Hähnchenschlegel mit selbstgemachten Pommes frites, dazu Salat. Ein Tipp: Mit der Pizzastufe werden die Pommes richtig knusprig.“ ganz gut erläutern. An der Anmerkung mit der Pizzastufe haben Sie sicherlich sofort erkannt, dass die Pommes nicht aus der Fritteuse mit viel Öl oder Fett ausgebacken wurden, sondern mit etwas Olivenöl aus dem Backofen/Backblech stammen. Mit den unterschiedlichen Interessen meine ich eventuell die Kinder, die nicht abnehmen müssen, oder der Partner, der eine schwere körperliche Arbeit verrichtet und deshalb weder abnehmen möchte bzw. einen höheren Bedarf hat, auch an Kohlenhydraten. Entsprechend sind die Portionen der einzelnen Familienmitglieder. Die Kinder und der Partner erhalten eine bedarfsgerechte Portion der Pommes frites zum Hähnchenschlegel und als Beilage einen Salat oder Gemüse. Wer Gewicht reduzieren möchte bekommt zum Hähnchenschlägel, natürlich ohne der knusprigen und leckeren Haut, einen Salat oder noch besser, eine Gemüsebeilage mit einem hohen Eiweiß-, Proteingehalt wie z. B. Brokkoli, Erbsen oder grüne Bohnen.

Was meine ich mit zielgerichtet essen bzw. kochen. Schauen wir uns mal den Vorschlag „Kohlsuppe mit Kartoffel" an. Eine Kohlsuppe finden Sie jedes Jahr mindestens in einem Magazin als Diätvorschlag um eine Bikinifigur wieder zu bekommen und den Winterspeck, der sich um die Hüfte gelegt hat, im Frühjahr wieder abzubauen. Natürlich ohne Kartoffeln.
Also, kochen Sie die Kartoffeln extra und servieren Sie den Familienmitgliedern, die gewichtsreduziert essen wollen, die Kohlsuppe ohne Kartoffeln. Der Rest der Familie bekommt die Kartoffeln nach Bedarf. So vermeiden Sie den Stress, dass die Familie oft unter dem Abnehmversuch leidet, wenn auch nur gefühlt. Die Motivation schwindet und Ihre Bemühungen bzw. die mit guten Vorsätzen begonnene Diät, scheitert.

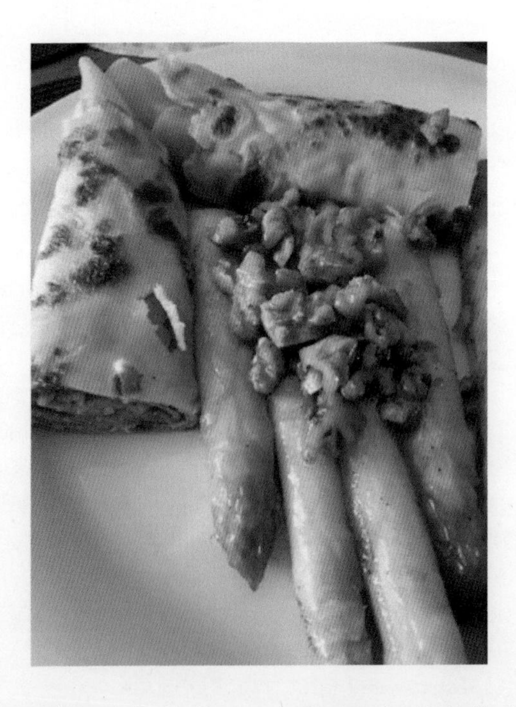

Flädle gefüllt mit Schinken zum Spargel mit Wallnüssen.

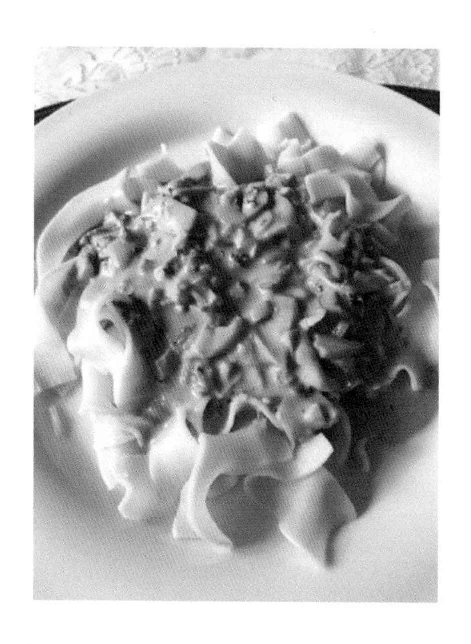

Breite Nudeln mit Pilzrahmsauce, dazu Salat.

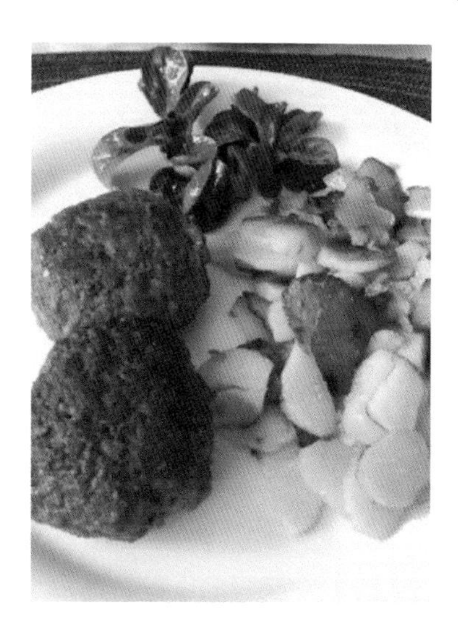

Fleischküchle (Rind) mit Brat-Kartoffel, dazu Salat.

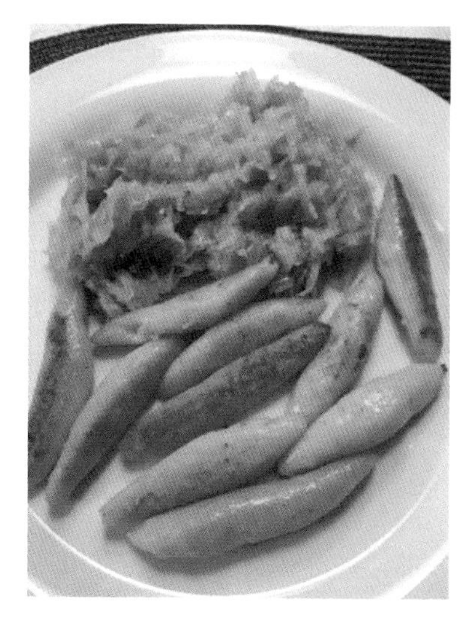

Selbstgemachte Bubenspitzle mit Sauerkraut

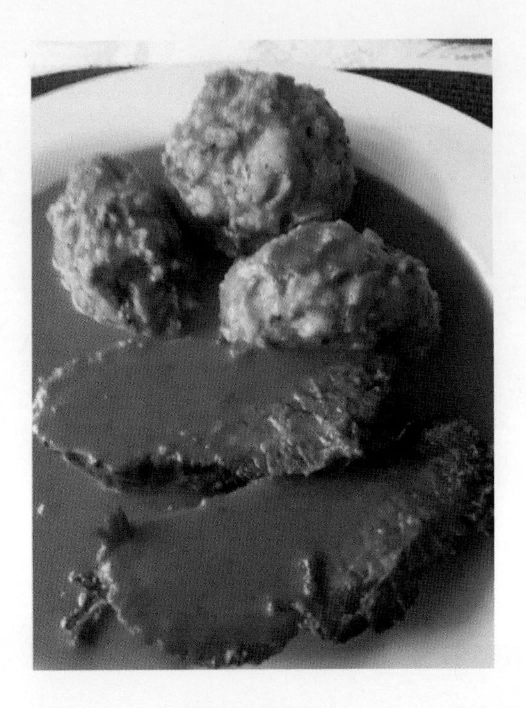

Sauerbraten mit Semmelknödel, dazu Salat.

Eiweiß-, Proteinlieferanten sind:

- Gemüse / Hülsenfrüchte:
- Brokkoli, Erbsen, grüne Bohnen, Spinat, Pilze, Linsen
- Kartoffel (Kohlenhydrate)
- Milchprodukte:
- Buttermilch, Käse, Quark, Naturjoghurt (eher mager)
- Vollkornprodukte / Nüsse
- Mandeln, Erdnüsse,
- Eier
- Fisch: Thunfisch, Sardelle, Lachs, Heilbutt, Kabeljau
- Fleisch, nur mager mit wenig Fett verwenden:
- Kalb-, Rind-, Schweine-, Wild-, Hähnchenfleisch

Wichtig:
Pflanzliche Öle und Fette wie Leinöl, Olivenöl, Rapsöl verwenden. Wir nehmen auch Butterschmalz zum braten und Butter zum Abschmecken.

Einfach ungesättigte Fettsäuren
Die oben genannten Pflanzenöle (Leinöl, Olivenöl, Rapsöl) sind gesund, da sie ungesättigte Fettsäuren enthalten und sich dadurch günstig auf unsere Blutfettwerte auswirken, d. h. den LDL-Cholesterinspiegel senken und da gute HDL-Cholesterin erhöhen.

Mehrfach ungesättigte Fettsäuren
Die mehrfach ungesättigten Fettsäuren können vom Körper nicht selber hergestellt werden. Deshalb müssen wir sie über die Nahrung der Körper zuführen. Linolsäure ist eine zweifach ungesättigte Fettsäure aus der Gruppe der Omega-6-Fettsäuren.
Die Linolsäure zum Beispiel eine ungesättigte Fettsäure, die wegen ihrer Anti-Aging-Inhaltsstoffe in Produkte der Kosmetikindustrie Verwendung findet.

Zu den mehrfach ungesättigten Fettsäuren gehören auch die Omega-3-Fettsäuren, die in unterschiedlichen Strukturen vorkommen wie die (ALA) Alpha-Linolensäure, (EPA) (Eicosapentaensäure), (DHA) (Docosahexaensäure).
Die Alpha-Linolensäure wird aus pflanzlichen Nahrungsmitteln z. B. Leinsamen, Walnüssen, Leinöl gewonnen, die Eicosapentaensäure und Docosahexaensäure hauptsächlich aus Fischen wie Lachs, Sardinen, Hering oder Sardellen umgewandelt.

Gesättigte Fettsäuren

Die gesättigten **Fettsäuren** werden durch fette Fleisch-, Wurst-, und Milchprodukten wie Vollmilch, fettiger Käse oder Joghurt aufgenommen. Sie sind nicht so gesund, da sie den Cholesterinspiegel erhöhen. Deshalb essen wir wenig oder fast gar keine Wurst oder fettiges Fleisch. Wenn Fleisch, dann Geflügel, Puten oder Hühnerfleisch ist sehr mager und eiweißreich, oder wie in unseren Vorschlägen Burger, Sauerbraten und Fleischküchle nur aus Rindfleisch.

Wer sein Gewicht reduzieren möchte und auf eiweiß-, und proteinreiche Ernährung umstellen möchte, muss weniger Kohlenhydrate zu sich nehmen und dafür mehr auf Eiweiß und natürlich die richtigen Fette, wie zuvor ausgeführt, zurückgreifen. Mageres Fleisch vom Kalb, Rind (Filet, Steak) oder ein mageres Schnitzel vom Schwein sind gute Eiweiß-, und Proteinlieferanten.

Dadurch wird der Fettstoffwechsel angeregt und Fett verbrannt. Das bedeutet aber nicht, dass man auf Kohlenhydrate ganz verzichten muss. Wer Energie für eine sportliche Belastung, z. B. wenn ein Fußballspiel, längerer Lauf oder eine Golfrunde bevorsteht, kann durchaus auch auf Kohlenhydrate zurückgreifen, denn die werden auch wieder für die Regeneration der Muskeln, während und nach der Belastung, benötigt.

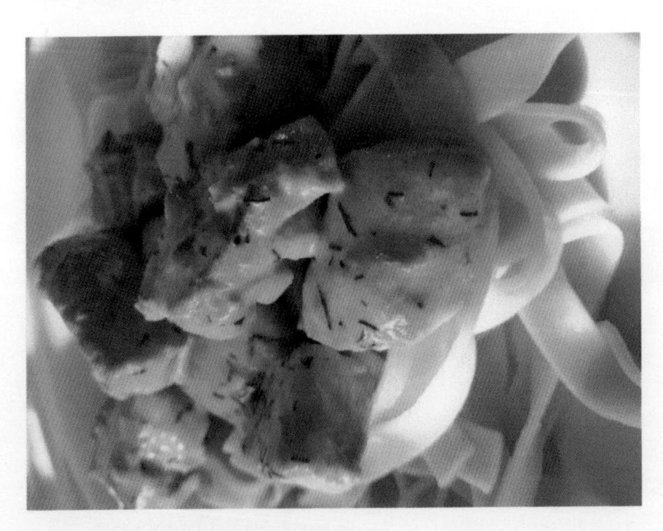

Lachs auf Nudeln, dazu Salat.

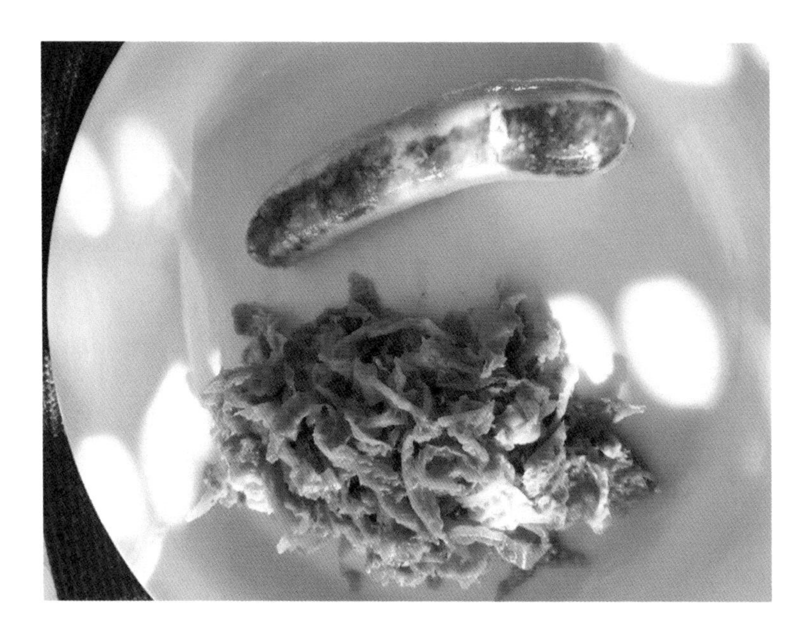

Wirsinggemüse mit Bratwurst.

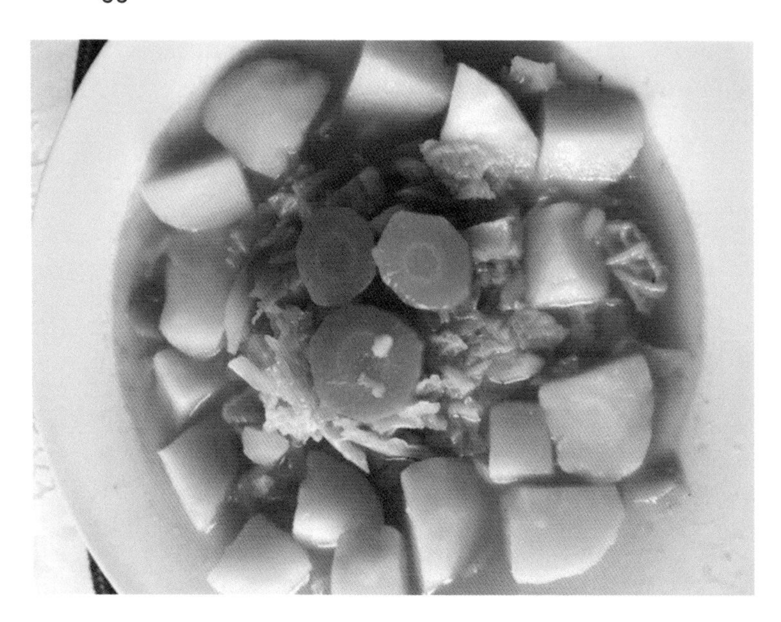

Kohlsuppe mit Kartoffel.

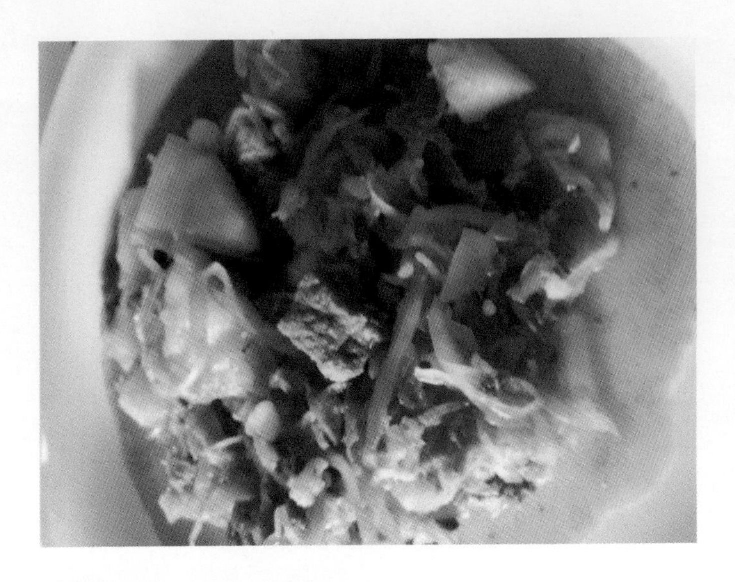

Schlesischer Eintopf, Bigos.

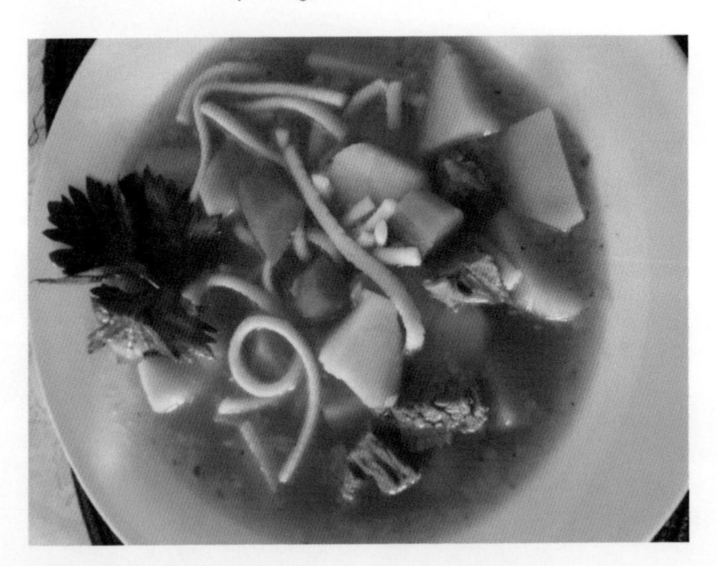

Traditionelles schwäbisches Eintopfgericht,
Kartoffelschnitz und Spätzle

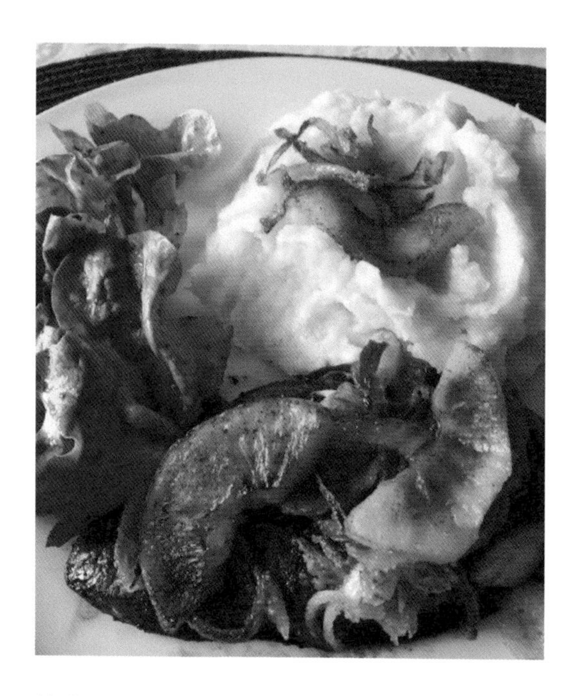

Kalbsleber mit Zwiebelringen und Apfelscheiben, Kartoffelpüree, Salat

3.3 Salat

Zum Mittagessen gibt es Gemüse oder Salat je nach Saison.

Der Salat ist je nach Jahreszeit:

Grüner Blattsalat, Kopfsalat
Ackersalat, Feldsalat
Chicorée
Rucola
Endivie
Lollo rosso

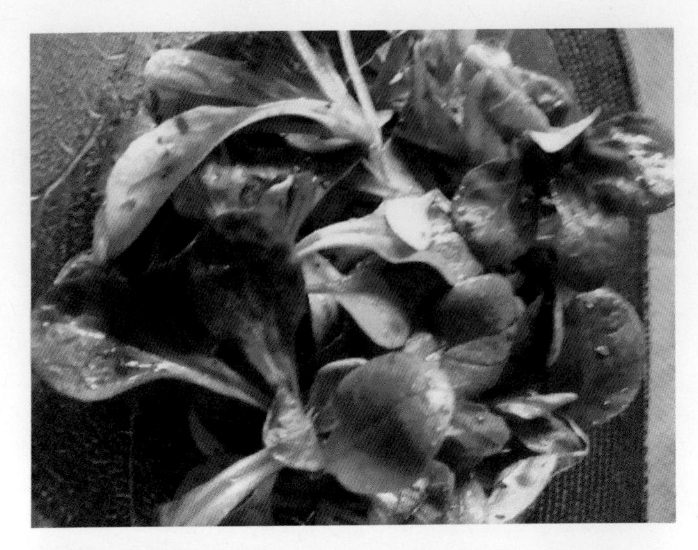

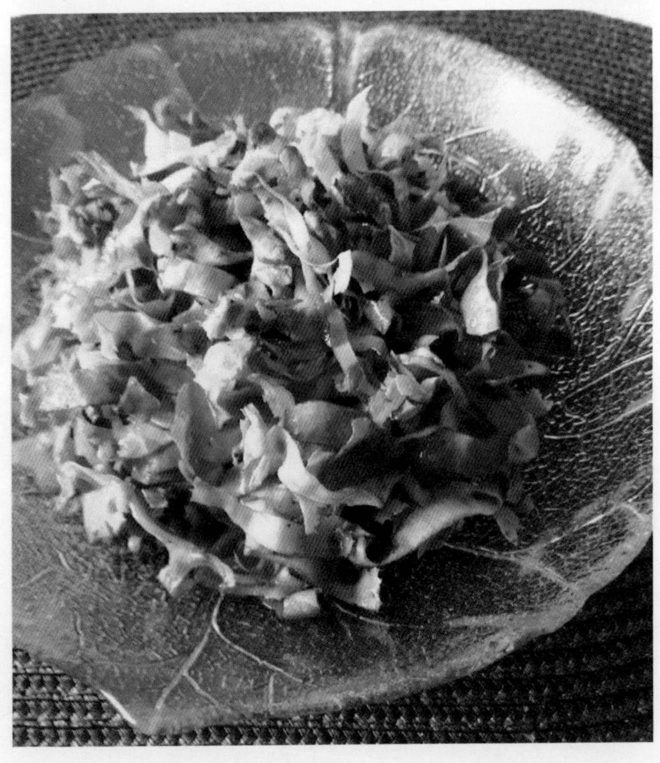

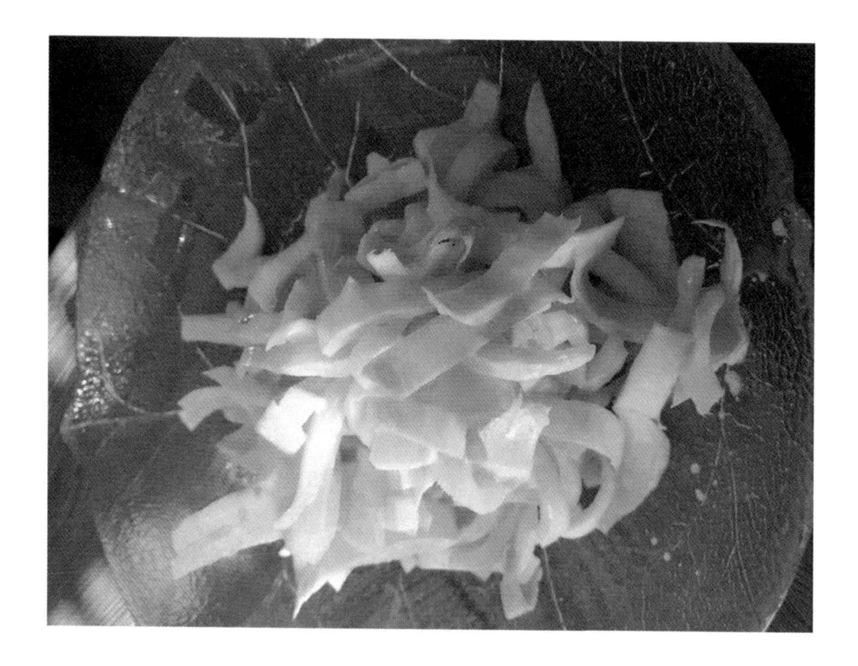

Wir haben Hochbeete im Garten aufgestellt und bauen unseren Salat auch teilweise selber an. Aber nicht nur Salat sondern auch Gurken, Tomaten, Kohlrabi, Rhabarber, Paprika, Schnittlauch und sonstige Kräuter.
Was wir nicht aus unserem Hochbeet haben, kaufen wir im Hofladen bei einem Biobauern im Ort, um eine gute Qualität unserer Nahrungsmittel, Obst, Gemüse und Salat, zu gewährleisten.

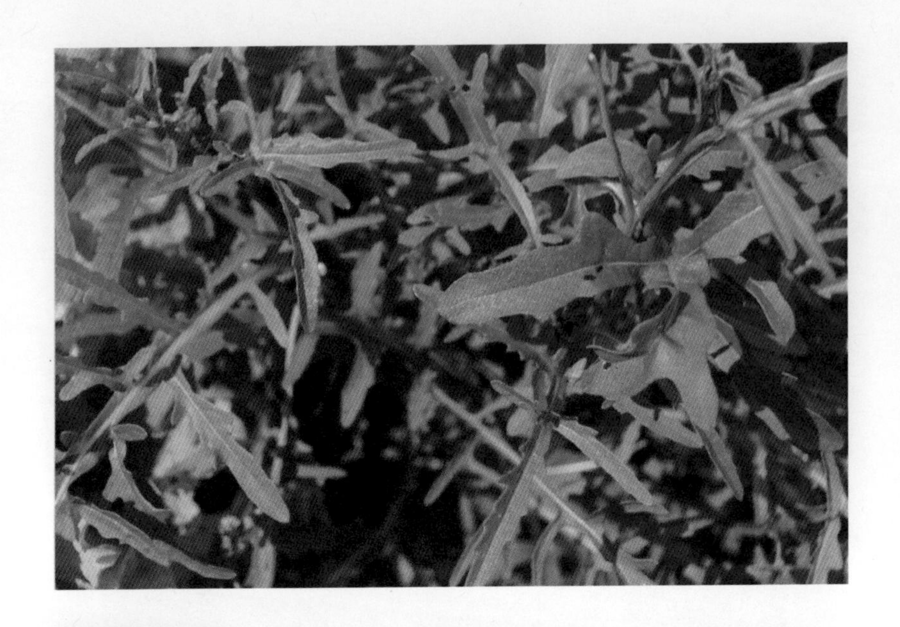

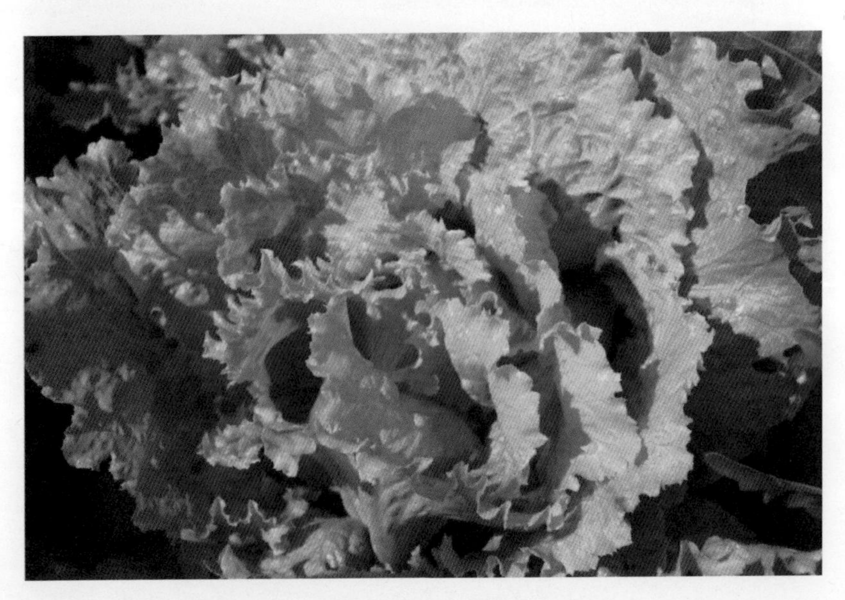

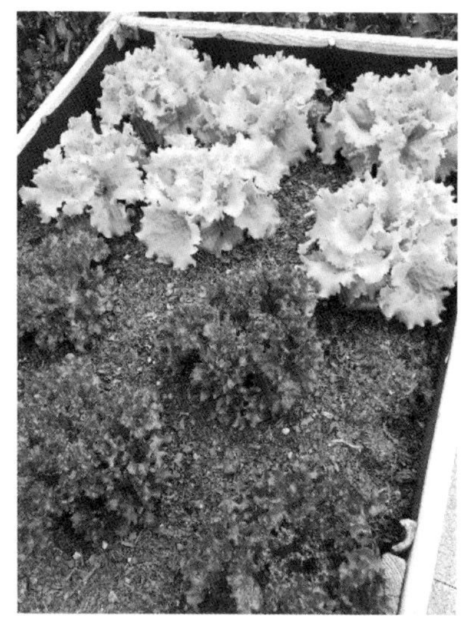
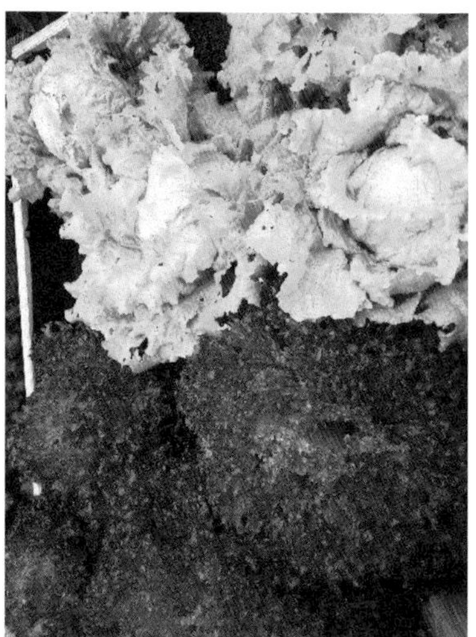
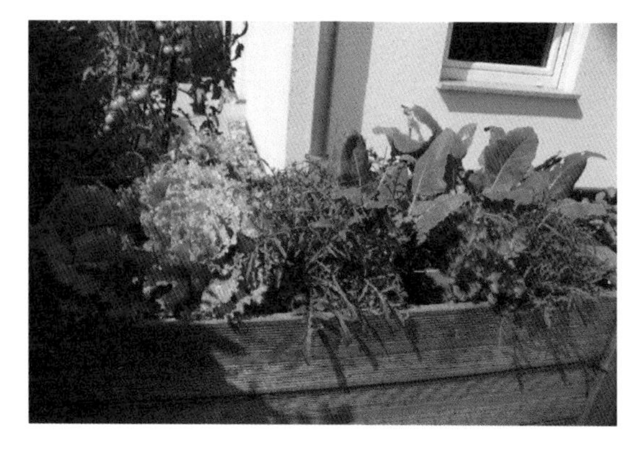
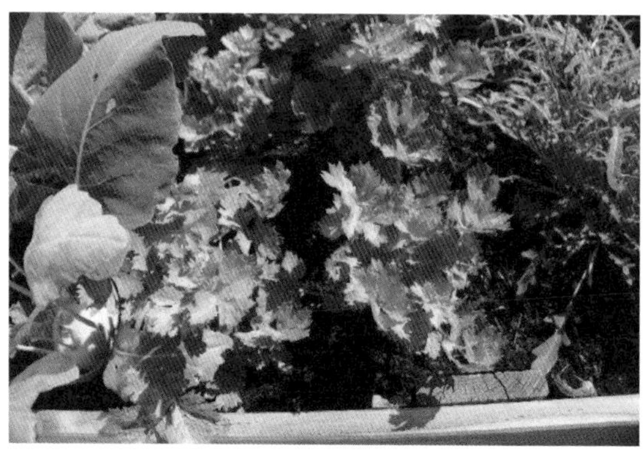

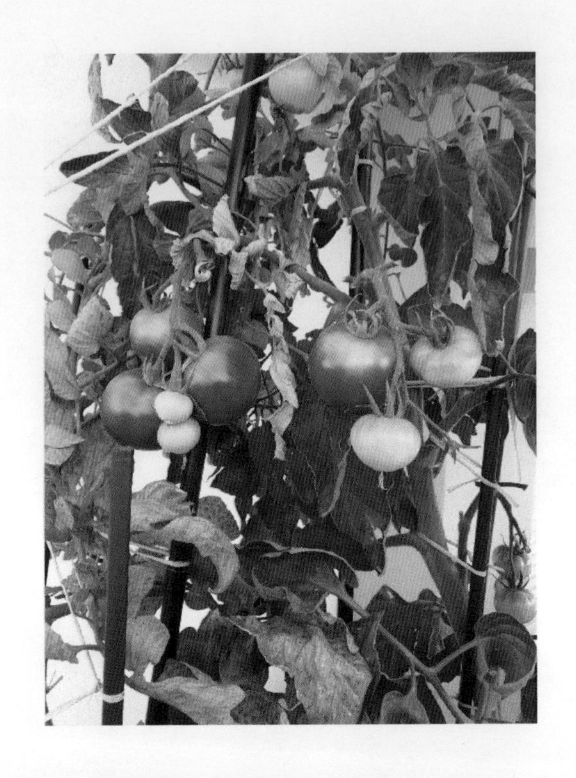

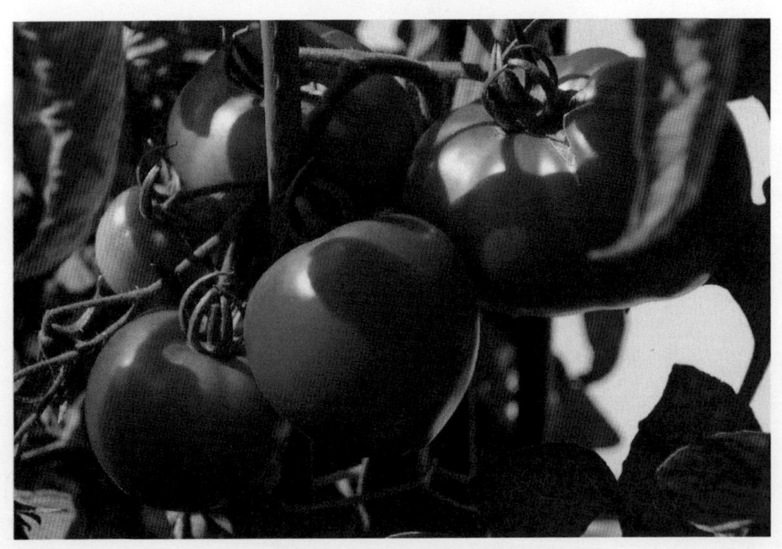

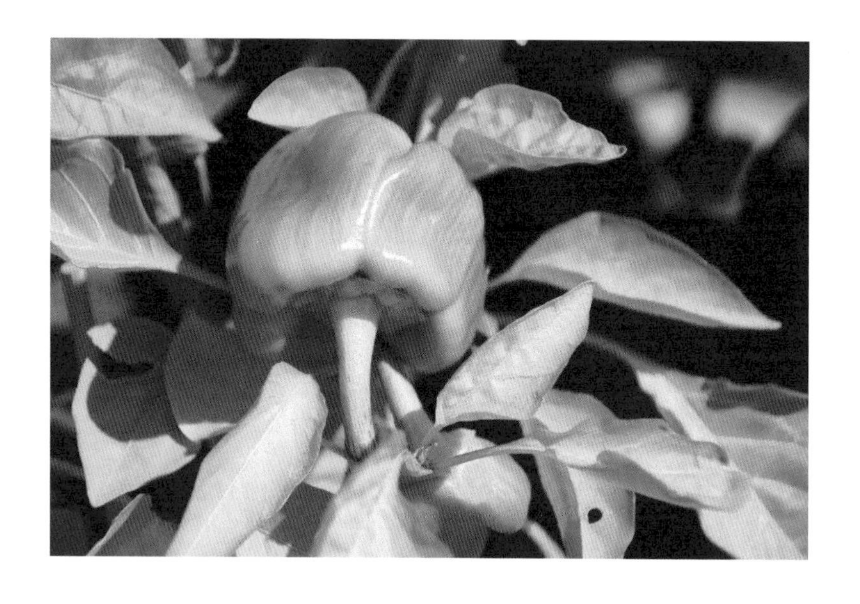

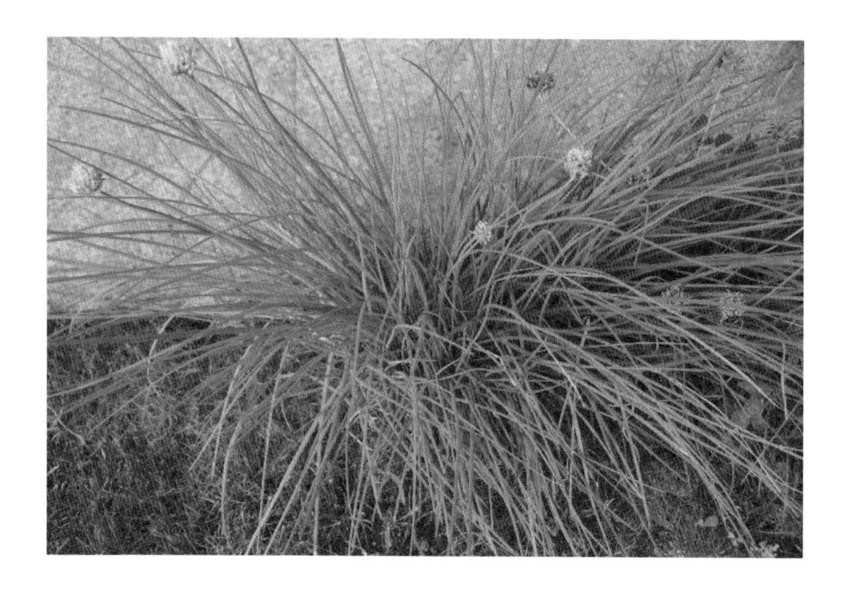

3.4 Was besonders wichtig ist.

Wir haben es stets so gehalten, auf was wir mal Appetit hatten, haben wir auch gegessen, aber eben nur ausnahmsweise, vielleicht ein oder zweimal im Jahr. Wir haben uns nie ein Verzicht auf bestimmte Speisen oder Getränke auferlegt. Man kennt es ja von den Vorsätzen in der Silvesternacht. Oft halten sie, wenn überhaupt, nur wenige Tage. Wenn der Körper auf etwas verzichten muss, wird das Verlangen eventuell auch nach Beendigung der Diät so groß, dass man unkontrolliert diese Lebensmittel verspeist. Wenn man während der Nahrungsumstellung aber alles essen darf, wird das Verlangen nach „verbotenen" Lebensmitteln nicht so groß sein. Aus diesem Grund haben wir uns vorgenommen, abzunehmen ohne auf etwas zu verzichten. Auf dem nächsten Bild sehen wir eine solche Ausnahme, die wir uns genehmigt haben.

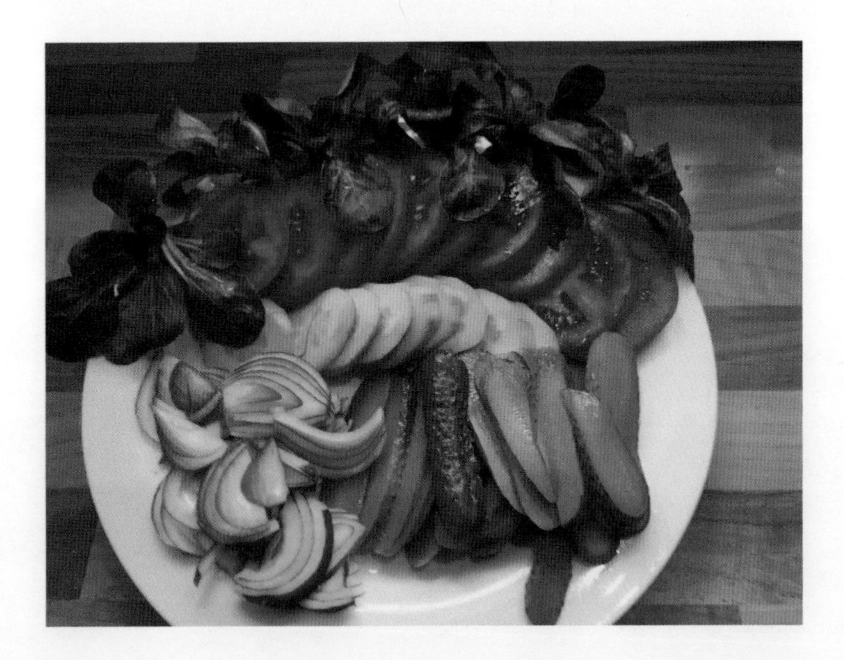

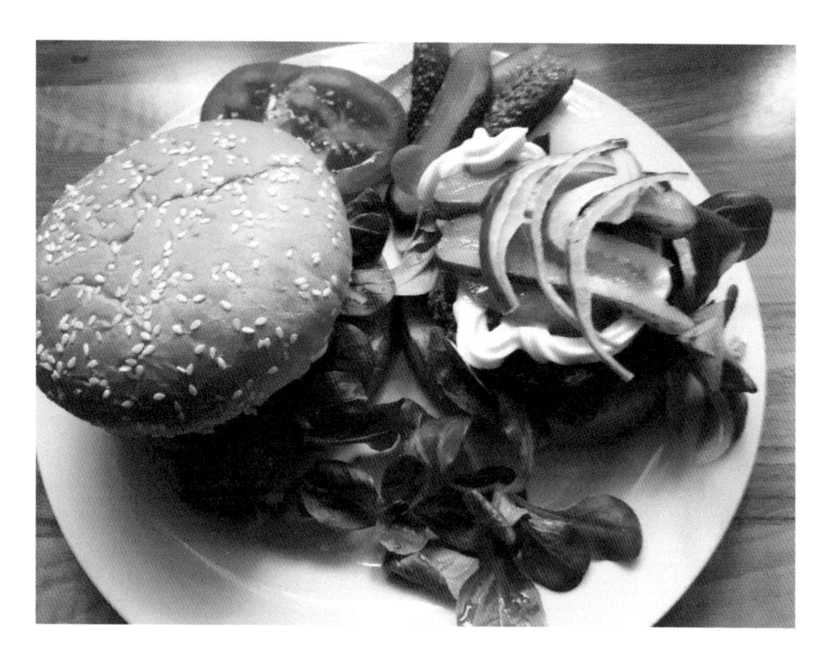

Ein Rindfleisch-Burger mit Ackersalat, Tomaten, Gurken, Zwiebel, natürlich mit Ketchup und Mayonnaise. Wer auf die Burger-Buns verzichten möchte, kann auch alternativ Dinkel- oder Dinkelchia-Brötchen verwenden. Entlastet das schlechte Gewissen und schmeckt genauso gut.

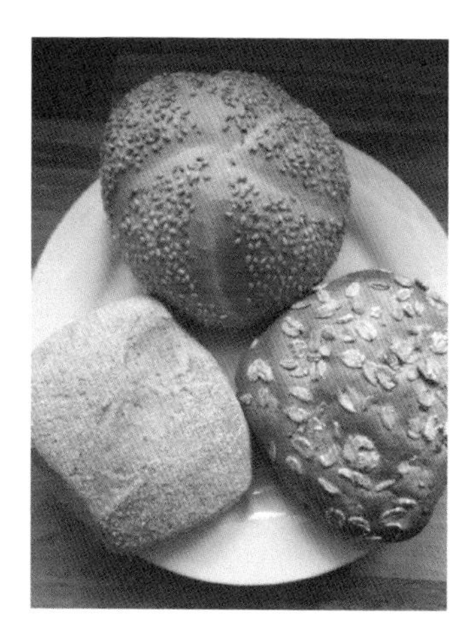

3.5 Abendessen

Zum Abendessen ist es, wie zum Frühstück, keine Kohlenhydrate, sonst alles was der Kühlschrank so hergibt. Wurst, Käse, Fisch und dazu je nach Saison, Tomaten, Gurken, Paprika, Radieschen, Rettich, Melone usw........ Danach Obst.

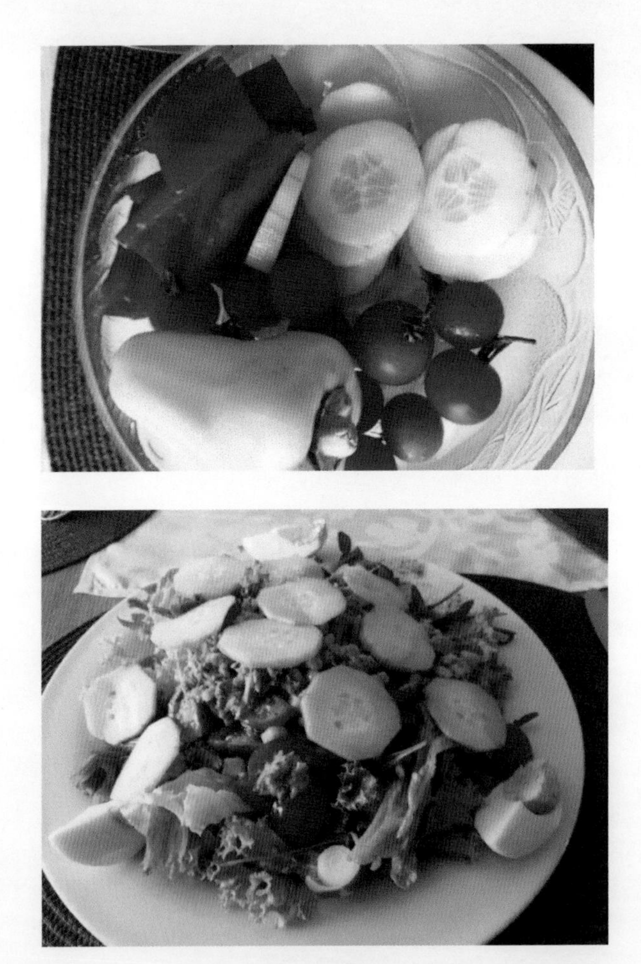

Ein Salatteller mit Thunfisch, Ei, Tomaten, Gurken, Zwiebeln.

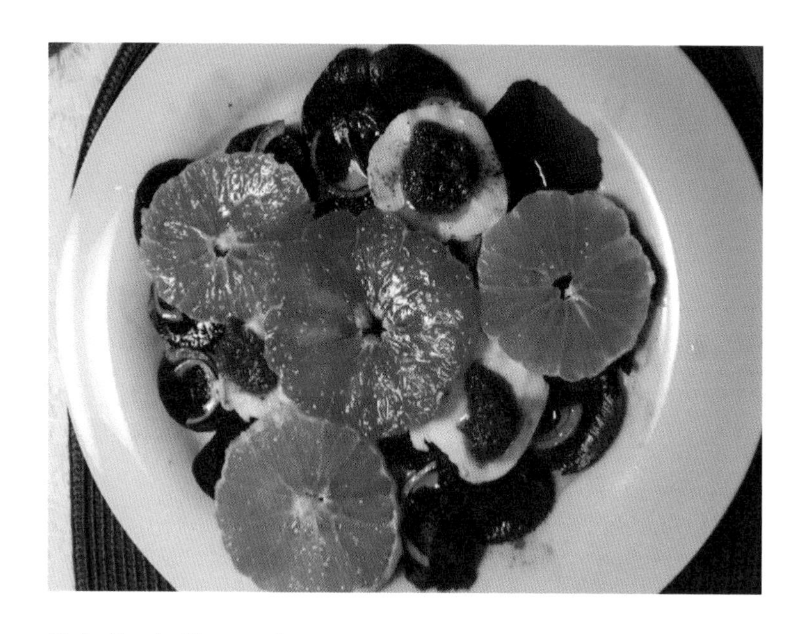

Rote Beete Carpaccio

Unteres Bild ist mein Teller. 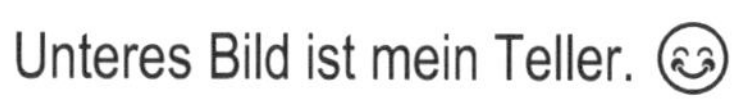

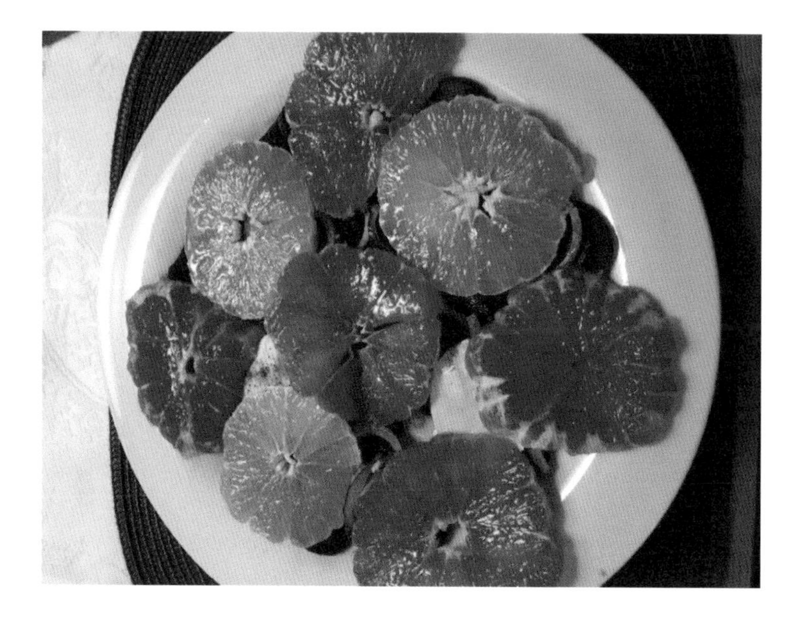

4. Inhaltsstoffe

Die nachfolgend beschriebenen Inhaltsstoffe beziehen sich sowohl auf die Lebensmittel, die wir bei unseren Mahlzeiten aufnehmen, als auch auf die Nahrungsergänzungsmittel, die wir zur Nahrungsoptimierung zusätzlich einnehmen. Auf die Nennung von Produkten oder Herstellern habe ich verzichtet, da ich nicht für bestimmte Nahrungsergänzungsmittel Werbung machen möchte.

Die aufgeführten Inhaltsstoffe sind beispielhaft, nicht umfassend, von der Reihenfolge zufällig gewählt und ohne Wertung oder Wichtigkeit mit einer Ausnahme. Mit Vitamin C möchte ich beginnen, da dieses Vitamin für mich schon immer die Basis für Gesundheit und Wohlergehen war. Dieses Vitamin erhält man in der Apotheke oder Drogerie in Pulverform preisgünstig als Ascorbinsäure, bei diversen Anbietern in Tabletten, Kapseln oder als magenfreundlicheres gepuffertes Vitamin C. Produkte, die eine halbe Weltreise hinter sich haben, bis sie bei uns im Handel erhältlich sind. Ich denke an die Superfood-Produkte wie z.B. Camu-Camu-Frucht oder Acerolakirsche aus Mexiko, Florida, Guatemala und Brasilien in getrockneter Form, als Saft oder auch verarbeitet in Nahrungsergänzungsmitteln, bei uns angeboten werden. Sicherlich sind solche Früchte die Weltmeister im Vitamin-C-Gehalt, aber es gibt auch heimischen Früchte mit hohen Vitaminanteil, wie z.B. Hagebutte oder den Sanddorn.

Vitamin C kann der Körper nicht selber herstellen, also muss das Vitamin durch unsere tägliche Nahrung aufgenommen werden. In unserer Ernährung gibt es genügend Lebensmittel, die einen hohen Vitamin-C-Gehalt haben. Beispielhaft möchte ich nur ein paar Beispiele nennen: Rosenkohl, Brokkoli, Paprika, Zitrone, Apfelsine, Kiwi, Grapefruit, alles Lebensmittel, die sich auch auf den Bildern wiederfinden.

Aber nicht nur Vitamin C befinden sich in unserer Ernährung, sondern auch die anderen Vitamin-Werte wie z.B. Vitamin A, B, D, E, K sowie die Nährstoffe Eisen, Eiweiß, Folsäure, Jod, Kalzium, Magnesium, Natrium, Selen, Zink, und usw......

Bei den Inhaltsstoffen werde ich mich kurzfassen und nur auf die Auswirkung auf unseren Körper/Gesundheit beschränken.
Dabei werde ich die Aussagen der Health-Claim-Liste (Seite 8), soweit vorhanden, verwenden. Die auf den Seiten 51 bis 66 verwendeten nährwert- bzw. gesundheitsbezogene Angaben der Inhaltsstoffe habe ich der Health-Claim-Verordnung entnommen.

Vitamin C...

- ✓ trägt zu einer normalen Funktion des Immunsystems während und nach intensiver körperlicher Betätigung bei
- ✓ trägt zu einer normalen Kollagenbildung für eine normale Funktion der Blutgefäße bei
- ✓ trägt zu einer normalen Kollagenbildung für eine normale Funktion der Knochen
- ✓ trägt zu einer normalen Kollagenbildung für eine normale Knorpelfunktion bei
- ✓ trägt zu einer normalen Kollagenbildung für eine normale Funktion des Zahnfleisches bei
- ✓ trägt zu einer normalen Kollagenbildung für eine normale Funktion der Haut bei
- ✓ trägt zu einer normalen Kollagenbildung für eine normale Funktion der Zähne bei
- ✓ trägt zu einem normalen Energiestoffwechsel bei
- ✓ trägt zu einer normalen Funktion des Nervensystems bei
- ✓ trägt zur normalen psychischen Funktion bei
- ✓ trägt zu einer normalen Funktion des Immunsystems bei
- ✓ trägt dazu bei, die Zellen vor oxidativem Stress zu schützen
- ✓ trägt zur Verringerung von Müdigkeit und Ermüdung bei

- ✓ trägt zur Regeneration der reduzierten Form von Vitamin E bei, erhöht die Eisenaufnahme

Lebensmittel als Vitamin-C-Lieferant

Obst: Acerola Kirsche, Zitrusfrüchte, Kiwi, Hagebutten, Sanddornbeeren, Beerenfrüchte, Schwarze Johannisbeere,
Gemüse: Kohl, Brokkoli, Spinat, Paprika
Kräuter: Petersilie, Rosmarin, Knoblauch

Vitamin D...

- ✓ trägt zu einer normalen Aufnahme/Verwertung von Calcium und Phosphor bei
- ✓ trägt zu einem normalen Calciumspiegel im Blut bei
- ✓ trägt zur Erhaltung normaler Knochen bei
- ✓ trägt zur Erhaltung einer normalen Muskelfunktion bei
- ✓ trägt zur Erhaltung normaler Zähne bei
- ✓ trägt zu einer normalen Funktion des Immunsystems bei
- ✓ hat eine Funktion bei der Zellteilung

Lebensmittel als Vitamin-D-Lieferant

Fisch: Lachs, Hering, Thunfisch
Milchprodukte: Käse
Pilze
Eier

Vitamin K...

- ✓ trägt zu einer normalen Blutgerinnung bei
- ✓ trägt zur Erhaltung normaler Knochen bei
- ✓ kann vegane Lebensweise unterstützen

- ✓ trägt zu einer normalen altersbedingten Gefäßsteifigkeit bei
- ✓ trägt zu erheblichen Verbesserung der vaskulären Elastizität

Lebensmittel als Vitamin-K-Lieferant

Obst: Avocado, Birne
Gemüse: Linsen, Blumenkohl, Brokkoli, Rosenkohl
Kräuter: Knollensellerie, Schnittlauch, Petersilie
Rinderleber

Omega-3-, 6-, 9-Fettsäuren...

Alpha-Linolensäure (ALA)

- ✓ Die Alpha-Linolensäure (ALA) gehört zur Gruppe der Omega-3-Fettsäuren.
- ✓ trägt zur Aufrechterhaltung eines normalen Cholesterinspiegels im Blut bei
- ✓ ist in pflanzlichen Lebensmitteln z.B. in Lein-, Raps-, Hanf- und Walnussöl enthalten.

- ✓ EPA (Eicosapentaensäure)
- ✓ DHA (Docosahexaensäure)
- ✓ in fettreiche Kaltwasserfische wie Hering, Lachs, Sardinen und Thunfisch enthalten (bereits in EPA und DHA)
- ✓ in Krill, eine Art Kleinkrebse aus antarktischen Gewässern, haben weniger Schadstoffe

- ✓ trägt zur gesünderen Cholesterinwerte bei
- ✓ trägt zur besseren Durchflusswerte des Blutes bei
- ✓ trägt zur Stärkung von Konzentration und Gedächtnis bei
- ✓ trägt zur Stärkung des Immunsystems bei
- ✓ trägt zur verbesserten Hirntätigkeit bei

- ✓ trägt zur Reduzierung der Triglyceridwerte bei
- ✓ trägt zur Reduzierung von LDL-Cholesterin
- ✓ trägt zur Erhöhung von HDL-Cholesterin

Lebensmittel als Omega-Fettsäuren-Lieferant

Leinsamen, Leinöl, Walnüsse, Walnussöl, Mandeln, Chiasamen
Fisch: Sardinen, Hering, Lachs, Thunfisch
Krillöl

Ein **Hinweis** für alle die hohe Cholesterin- und Triglyceride-Werte haben. Im Fischöl sind die Omega-3-Fettsäuren an Triglyceride gebunden. Bei dem, der Stoffwechselprobleme hat, kann das zu Erhöhung der Triglycerid-Werte führen.

Die bessere Wahl wäre dann Krillöl oder Krill-Öl-Kapseln, denn da liegen die Omega-3 Fettsäuren an Phospholipide gebunden vor. Phospholipide sind für uns essentielle Fettsäuren, die in jeder Zelle, auch im Gehirn notwendig sind.

CoQ10...

- ✓ für ein gesundes, aktives Herz
- ✓ für leistungsfähige Muskelzellen
- ✓ fördert ein gesundes und starkes Herz & Immunsystem
- ✓ Anti-Aging, kann zum Zellschutz beitragen
- ✓ unterstützt bei Ermüdung und Lustlosigkeit
- ✓ füllt die Energiereserven
- ✓ starkes Antioxidans
- ✓ kann das Immunsystem ansprechen

Lebensmittel als CoQ10-Lieferant

Fleisch: Schweine- Rindfleisch, Geflügel
Fisch: Hering, Sardinen, Makrelen
Gemüse: Kartoffeln, Spinat, Blumenkohl, Brokkoli, Rosenkohl,

Zwiebeln, Paprika
Eier, Olivenöl, Nüsse, Käse, Butter

Die Verleihung des Nobelpreises an Prof. Dr. Peter Mitchell in Jahre 1978 verhalf Coenzym Q10 zum Durchbruch. Die Forschung in den USA und Japan in den folgenden Jahren brachten neue Erkenntnisse zu den Anwendungsmöglichkeiten.
Bücher zur Entdeckung von Q10 wurden in die deutsche Sprache übersetzt. Ich habe die Entwicklung sehr interessiert verfolgt, da mich das Produkt und vor allem die beschriebenen Erfolge fasziniert haben. Die ersten Produkte, die mir dann angeboten wurden, sind in Deutschland im Network-Marketing-Vertriebssystem vertrieben worden. Ein Vertriebssystem, mit dem zu der Zeit immer mehr Produkte an den Endverbraucher direkt vertrieben wurden.

Empfehlungsmarketing war in den USA eine anerkannte Vertriebsform, die auch in Europa und Deutschland immer populärer wurde. Produkte für den Haushalt, Kosmetika oder Reinigungsgeräte fanden so den Weg in die deutschen Wohnzimmer. Durch einen solchen Vertriebspartner wurde mir vor über 30 Jahren ein Nahrungsergänzungsmittel mit dem Coenzym Q10 angeboten. Seit dieser Zeit ist Q10 ein Nahrungsergänzungsmittel auf das ich immer gern zurückgreife um meinen Q10-Level zu erhalten.

Heute sind Produkte mit Q10 nichts besonderes mehr. Ich würde behaupten, dass die meisten Hersteller von Nahrungsergänzungsmitteln zumindest ein Produkt mit Q10 in Kapseln oder Trinkampullen anbieten. Aber auch Hersteller von Kosmetika und sonstigen

Cremeprodukten für Frau oder Mann kommen wohl heute nicht mehr ohne Q10 aus. Nachfolgend ein paar Beispiele:

- Gesichtscreme
- Anti-Falten-Feuchtigkeitscreme
- Anti-Falten Creme
- 24-Stunden-Gesichtspflege
- Gute-Nacht-Pflege
- Tagespflege für jünger aussehende Haut
- Spezial Nachtcreme mit Q10

Diese Aufzählung könnte ich beliebig fortführen.

Neue innovative Nahrungsergänzungsmittel mit hochwertigen, natürlichen Rohstoffen in höchster Qualität, optimieren unsere Nahrungsmittel für zeitgemäße und bedarfsgerechte Ernährung.

Vor zwei Jahr wurden mir neue Nahrungsergänzungsmittel, ebenfalls aus den USA, durch einen Vertriebspartner angeboten. Eines der Produkte hat ein Alleinstellungsmerkmal, d.h. dieses Produkt hat Inhaltsstoffe, die sonst kein anderes Produkt hat. Es ist meines Wissens nach in keinem anderen Nahrungsergänzungsmittel eines anderen Herstellers erhältlich.
Aus diesem Grund habe ich diese zwei Inhaltsstoffe in meiner Auflistung weggelassen, da es sonst nicht besonders schwer wäre, diese im Netz zu finden. Ich möchte in diesem Buch aber, wie schon beschrieben, keine Werbung für irgendein bestimmtes Nahrungsergänzungsmittel machen.

Eine interessante Geschichte. Ich bin sehr gespannt wie sich die Produkte, die erst seit wenigen Jahren in Europa und seit drei Jahren in Deutschland erhältlich sind, in den nächsten Jahren entwickeln werden. Könnte mir vorstellen, dass diese Produkte sich schneller durchsetzen werden wie es bei Q10, der Fall war.

Vitamin E

- ✓ trägt dazu bei, die Zellen vor oxidativem Stress zu schützen
- ✓ trägt durch seine zellschützende Funktion zum verlangsamten Alterungsprozess
- ✓ ist am Stoffwechsel von Haut und Muskeln beteiligt
- ✓ kann das Immunsystem ansprechen

- ✓ kann die Gesundheit der Gelenke unterstützen
- ✓ kann zur Steigerung der Leistungsfähigkeit beitragen

Lebensmittel als Vitamin-E-Lieferant

Sonnenblumenöl, Weizenkeimöl, Distelöl, Olivenöl,
Erdnüssen, Haselnüsse, Mandeln, Walnüsse, Erdnuss,
Leinsamen, Müsli, Vollkornprodukte,
Schwarze Johannisbeeren, Himbeeren, Mango, Avocado
Wirsingkohl, Grün-, Rot-, Weißkohl, Tomaten, Paprika, Schwarzwurzeln, Spargel
Rindfleisch, Schweinefleisch,
Hering, Makrele, Forelle, Sardinen, Lachs
Kopfsalat, Feldsalat, Eisbergsalat
Himbeeren, Pfirsiche, Preiselbeeren, Johannisbeeren

Calcium

- ✓ trägt zu einer normalen Blutgerinnung bei
- ✓ trägt zu einem normalen Energiestoffwechsel bei
- ✓ trägt zu einer normalen Muskelfunktion bei
- ✓ trägt zu einer normalen Signalübertragung zwischen den Nervenzellen bei
- ✓ trägt zur normalen Funktion von Verdauungsenzymen bei
- ✓ hat eine Funktion bei der Zellteilung und -spezialisierung
- ✓ wird für die Erhaltung normaler Knochen benötigt

- ✓ wird für die Erhaltung normaler Zähne benötigt

Lebensmittel als Calcium-Lieferant

Milchprodukte: Milch, Joghurt, Käse, Quark
Grünkohl, Brokkoli, Spinat, Lauch, Fenchel,
Brombeeren, Johannisbeeren, Himbeeren, Kiwi, Orangen, Feigen, Datteln, Rosinen, getrocknete Pflaumen, Aprikosen,
Ölsardinen, Salzheringe,
Bohnenkraut, Basilikum, Dill, Kresse, Majoran, Melisse, Oregano, Petersilie, Rosmarin, Salbei, Schnittlauch, Thymian
Haselnüsse, Mandeln, Sesam
Frühstückszerealien, Müsli

Magnesium

- ✓ trägt zur Verringerung von Müdigkeit und Ermüdung bei
- ✓ trägt zum Elektrolytgleichgewicht bei
- ✓ trägt zu einem normalen Energiestoffwechsel bei
- ✓ trägt zu einer normalen Funktion des Nervensystems bei
- ✓ trägt zu einer normalen Muskelfunktion bei
- ✓ trägt zu einer normalen Eiweißsynthese bei
- ✓ trägt zur normalen psychischen Funktion bei
- ✓ trägt zur Erhaltung normaler Knochen bei
- ✓ trägt zur Erhaltung normaler Zähne bei
- ✓ hat eine Funktion bei der Zellteilung

Lebensmittel als Magnesium-Lieferant

Weizenkleie, Amaranth, Hirseflocken, Leinsamen, Sesam, Chiasamen, Kürbiskerne, Pinienkerne, Pistazien, Cashewkerne,
Erdnüsse, Haselnüsse, Mandeln, Paranüsse, Walnüsse
Erbsen, Kidneybohnen, Linsen

Bananen, Pflaumen, Aprikosen, Feigen
Kohlrabi, Spinat, Mangold

Kalium

- ✓ trägt zu einer normalen Funktion des Nervensystems bei
- ✓ trägt zu einer normalen Muskelfunktion bei
- ✓ trägt zur Aufrechterhaltung eines normalen Blutdrucks bei

Lebensmittel als Kalium-Lieferant

Spinat, Hülsenfrüchte, Karotten, Kohlrabi, Kürbis, Rettich, Schwarzwurzeln, Sellerie, Paprika, Tomaten, Fenchel, Grün-, Rot-, Weißkohl, Rosenkohl
Avocado, Aprikosen, Bananen, Himbeeren, Honigmelone, Johannisbeeren, Kiwi, Rhabarber, Mango,
Cashewkerne, Erdnüsse, Haselnüsse, Mandeln
Dinkel, Roggen, Buchweizen
Ingwer, Kurkuma, Dill, Thymian, Petersilie, Knoblauch, Schnittlauch
Champignons, Shiitake,

Pektine

- ✓ tragen zur Aufrechterhaltung eines normalen Cholesterinspiegels im Blut bei
- ✓ die Aufnahme von Pektinen im Rahmen einer Mahlzeit trägt dazu bei, dass der Blutzuckerspiegel nach der Mahlzeit weniger stark ansteigt

Lebensmittel als Pektine-Lieferant

Zitrusfrüchteschalen, Apfel, Blaubeeren, Johannisbeeren, Preiselbeeren, Stachelbeeren, Pflaumen, Mirabellen, Quitten

B-Vitamine

Thiamin (Vitamin B1)

- ✓ trägt zu einem normalen Energiestoffwechsel bei
- ✓ trägt zu einer normalen Funktion des Nervensystems bei
- ✓ trägt zur normalen psychischen Funktion bei
- ✓ trägt zu einer normalen Herzfunktion bei

Lebensmittel als Vitamin-B1-Lieferant

Schweinefleisch, Rindfleisch, Hühnerfleischt
Aal, Lachs, Scholle, Thunfisch
Bohnen, Erbsen, Linsen
Walnüsse, Erdnüsse, Sonnenblumenkerne, Pinienkerne
Blumenkohl, Brokkoli, Kartoffel, Spargel, Spinat, Wirsing

Riboflavin (Vitamin B2)

- ✓ trägt zu einem normalen Energiestoffwechsel bei
- ✓ trägt zu einer normalen Funktion des Nervensystems bei
- ✓ trägt zur Erhaltung normaler Schleimhäute bei
- ✓ trägt zur Erhaltung normaler roter Blutkörperchen bei
- ✓ trägt zur Erhaltung normaler Haut bei
- ✓ trägt zur Erhaltung normaler Sehkraft bei
- ✓ trägt zu einem normalen Eisenstoffwechsel bei

- ✓ trägt dazu bei, die Zellen vor oxidativem Stress zu schützen
- ✓ trägt zur Verringerung von Müdigkeit und Ermüdung bei

Lebensmittel als Vitamin-B2-Lieferant

Milch, Milchprodukte, Käse
Bohnen, Brokkoli, Erbsen, Kohl, Spargel, Avocado
Lachs, Hering,
Rindfleisch, Schweinefleisch, Hühnerfleisch

Niacin (Vitamin B3)

- ✓ trägt zu einem normalen Energiestoffwechsel bei
- ✓ trägt zu einer normalen Funktion des Nervensystems bei
- ✓ trägt zur normalen psychischen Funktion bei
- ✓ trägt zur Erhaltung normaler Schleimhäute bei
- ✓ trägt zur Erhaltung normaler Haut bei
- ✓ trägt zur Verringerung von Müdigkeit und Ermüdung bei

Lebensmittel als Vitamin-B3-Lieferant

Rindfleisch, Wild, Geflügel, Leber und Innereien
Sardinen, Thunfisch, Makrele
Bohnen, Brokkoli, Erbsen, Linsen, Spargel, Pilze
Cashewkerne, Erdnüsse, Datteln

Pantothensäure (Vitamin B5)

- ✓ trägt zu einem normalen Energiestoffwechsel bei
- ✓ trägt zu einer normalen Synthese und zu einem normalen Stoffwechsel von Steroidhormonen, Vitamin D und einigen Neurotransmittern bei

- ✓ trägt zur Verringerung von Müdigkeit und Ermüdung bei
- ✓ trägt zu einer normalen geistigen Leistung bei

Lebensmittel als Vitamin-B5-Lieferant

Erbsen, Sojabohnen, Linsen, Brokkoli, Blumenkohl, Tomaten
Champignons, Steinpilze
Erdnüsse, Cashewkerne, Haselnüsse
Hering, Hummer, Forelle, Lachs
Erdbeeren, Johannisbeeren
Kopfsalat, Chicorée

Pyridoxin (Vitamin B6)

- ✓ trägt zu einer normalen Cystein-Synthese bei
- ✓ trägt zu einem normalen Energiestoffwechsel bei
- ✓ trägt zu einer normalen Funktion des Nervensystems bei
- ✓ trägt zu einem normalen Homocystein-Stoffwechsel bei
- ✓ trägt zu einem normalen Eiweiß- und Glycogenstoffwechsel bei
- ✓ trägt zur normalen psychischen Funktion bei
- ✓ trägt zur normalen Bildung roter Blutkörperchen bei
- ✓ trägt zu einer normalen Funktion des Immunsystems bei
- ✓ trägt zur Verringerung von Müdigkeit und Ermüdung bei
- ✓ trägt zur Regulierung der Hormontätigkeit bei

Lebensmittel als Vitamin-B6-Lieferant

Bohnen, Linsen, Reis, Sojabohnen
Erdnüsse, Walnüsse, Mandeln, Sonnenblumenkerne, Pistazien
Rindfleisch, Hühnerfleisch, Gänsefleisch
Makrele, Lachs, Thunfisch, Sardinen, Hummer
Brokkoli, Kartoffel, Rosenkohl,

Milch, Käse, Eier
Bananen, Avocado

Biotin (Vitamin B7)

- ✓ trägt zu einem normalen Energiestoffwechsel bei
- ✓ trägt zu einer normalen Funktion des Nervensystems bei
- ✓ trägt zu einem normalen Stoffwechsel von Makronährstoffen bei
- ✓ trägt zur normalen psychischen Funktion bei
- ✓ trägt zur Erhaltung normaler Haare bei
- ✓ trägt zur Erhaltung normaler Schleimhäute bei
- ✓ trägt zur Erhaltung normaler Haut bei

Lebensmittel als Vitamin-B7-Lieferant

Erdnüsse, Walnüsse, Mandeln
Bananen, Erdbeeren, Aprikosen, Grapefruit
Tomaten, Erbsen, Spinat, Blumenkohl, Spargel
Rindfleisch, Schweinefleisch, Rinder-, Kalb-, Schweineleber
Forelle, Hering, Rotbarsch, Kabeljau
Milch, Käse, Haferflocken, Eigelb

Folsäure (Vitamin B9)

- ✓ trägt zum Wachstum des mütterlichen Gewebes während der Schwangerschaft bei
- ✓ trägt zu einer normalen Aminosäuresynthese bei
- ✓ trägt zu einer normalen Blutbildung bei
- ✓ trägt zu einem normalen Homocystein-Stoffwechsel bei
- ✓ trägt zur normalen psychischen Funktion bei
- ✓ trägt zu einer normalen Funktion des Immunsystems bei
- ✓ trägt zur Verringerung von Müdigkeit und Ermüdung bei

- ✓ hat eine Funktion bei der Zellteilung

Lebensmittel als Vitamin-B9-Lieferant

Kichererbsen, Spinat, Grünkohl, Bohnen, Blumenkohl, Brokkoli, Salat, Tomaten, Rote Bete, Feldsalat, Bohnen
Kirschen, Himbeeren, Weintrauben
Käse, Camembert
Erdnüsse, Haferflocken, Vollkornprodukte
Kalbs-, Rinderleber

Cobalamin (Vitamin B12)

- ✓ trägt zu einem normalen Energiestoffwechsel bei
- ✓ trägt zu einer normalen Funktion des Nervensystems bei
- ✓ trägt zu einem normalen Homocystein-Stoffwechsel bei
- ✓ trägt zur normalen psychischen Funktion bei
- ✓ trägt zu einer normalen Bildung roter Blutkörperchen bei
- ✓ trägt zu einer normalen Funktion des Immunsystems bei
- ✓ trägt zur Verringerung von Müdigkeit und Ermüdung bei
- ✓ hat eine Funktion bei der Zellteilung

Lebensmittel als Vitamin-B12-Lieferant

Kalbs-, Rinderleber, Lamm, Kaninchen, Rindfleisch, Wildschwein
Makrele, Hering, Forelle, Thunfisch, Seelachs
Camembert, Emmentaler, Parmesan, Frischkäse, Quark
Eier, Sanddornbeeren

Selen

- ✓ trägt zur Erhaltung normaler Haare bei

- ✓ trägt zu einer normalen Spermabildung bei
- ✓ trägt zur Erhaltung normaler Nägel bei
- ✓ trägt zu einer normalen Funktion des Immunsystems bei
- ✓ trägt zu einer normalen Schilddrüsenfunktion bei
- ✓ trägt dazu bei, die Zellen vor oxidativem Stress zu schützen

Lebensmittel als Selen-Lieferant

Kohlrabi, Blaukraut, Spargel, Brokkoli, Blumenkohl, Kohlrabi, Kartoffeln, Rosenkohl, Steinpilze, Champignons
Paranüsse, Kokosnuss, Pistazien, Sesam, Sonnenblumenkerne
Eier, Reis
Lachs, Kabeljau, Makrele, Scholle, Hering, Bückling
Lammfleisch, Rinderfilet, Gans

Vitamin A

- ✓ trägt zu einem normalen Eisenstoffwechsel bei
- ✓ trägt zur Erhaltung normaler Schleimhäute bei
- ✓ trägt zur Erhaltung normaler Haut bei
- ✓ trägt zur Erhaltung normaler Sehkraft bei
- ✓ trägt zu einer normalen Funktion des Immunsystems bei
- ✓ hat eine Funktion bei der Zellspezialisierung

Lebensmittel als Vitamin-A-Lieferant

Karotten, Spinat, Paprika, Tomaten, Brokkoli, Mangold, Grünkohl, Süßkartoffel, Spargel, Kürbis, Fenchel,
Feldsalat, Staudensellerie, Chicorée,
Aprikosen, Honigmelone, Mango, Holunder, Kiwi, Pfirsich,
Kaviar, Thunfisch, Aal,
Kalbs-, Schweine-, Rinderleber, Leberwurst,
Hühnerei, Butter, Frischkäse, Camembert,

Walnüsse

- ✓ tragen dazu bei, die Elastizität der Blutgefäße zu verbessern

Als vor Jahren meine hohen Cholesterin- und Triglyceride-Werte nach einer Blutentnahme festgestellt wurden, gab mir der damalige Hausarzt, heute im Ruhestand, den guten Rat, jeden Tag eine Handvoll Walnüsse zu essen.
Das war der Einstieg in das Thema. Ich habe mir vorgenommen diese Werte wieder auf ein normales Maß zu reduzieren. Aber, wie ich schon ausgeführt habe, ohne Einnahme von Medikamenten.

Zink

- ✓ trägt zu einem normalen Säure-Basen-Stoffwechsel bei
- ✓ trägt zu einem normalen Kohlenhydrat-Stoffwechsel bei
- ✓ trägt zu einer normalen kognitiven Funktion bei
- ✓ trägt zu einer normalen DNA-Synthese bei
- ✓ trägt zu einer normalen Fruchtbarkeit und einer normalen Reproduktion bei
- ✓ trägt zu einem normalen Stoffwechsel von Makronährstoffen bei
- ✓ trägt zu einem normalen Fettsäurestoffwechsel bei
- ✓ trägt zu einem normalen Vitamin-A-Stoffwechsel bei
- ✓ trägt zu einer normalen Eiweißsynthese bei
- ✓ trägt zur Erhaltung normaler Knochen bei
- ✓ trägt zur Erhaltung normaler Haut, Haare und Nägel bei
- ✓ trägt zur Erhaltung eines normalen Testosteronspiegels im Blut bei
- ✓ trägt zur Erhaltung normaler Sehkraft bei
- ✓ trägt zu einer normalen Funktion des Immunsystems bei
- ✓ trägt dazu bei, die Zellen vor oxidativem Stress zu schützen
- ✓ hat eine Funktion bei der Zellteilung

Lebensmittel als Zink-Lieferant

Kalbs-, Schweine-, Rinderleber, Rinder-, Kalbfleisch, Lamm
Austern, Garnelen, Krabben, Thunfisch
Paranüsse, Erdnüsse, Walnüsse, Mandeln, Cashewkerne, Kürbiskerne, Sonnenblumenkerne, Pinienkerne, Leinsamen
Linsen, Erbsen, Brokkoli, Sojabohnen, Karotten, Zwiebeln,

Parmesan, Edamer, Allgäuer Hartkäse, Butterkäse, Emmentaler
Haferflocken, Mais, Müsli, Hirse,
Vollkornnudeln, Reis, Roggen(-brötchen),

Aminosäuren

Essentielle Aminosäuren

Essenzielle Aminosäuren kann der Körper nicht selber produzieren. Diese müssen über die Nahrung aufgenommen werden. Die Proteine in der Nahrung werden von unserem Körper in die essentiellen Aminosäuren umgeformt und dadurch die benötigten neue Proteine umgewandelt.

Deshalb ist die regelmäßige Zufuhr wichtig: ohne Material kann nichts gebaut werden.

1. Histidin, Allergien, Blutdruck senkend, rheumatische Arthritis
2. Isoleucin Reparatur des Muskelgewebes, reguliert den Blutzucker, Heilung der Haut
3. Leucin, Wundheilung, besonders nach Operationen
4. Lysin, beseitigt Erkältungen, reduziert die Triglyceridewerte, Lippenherpes

5. Methionin, regeneriert die Leber, Muskelschwäche, senkt den Histaminlevel
6. Phenylalanin Migräne, Übergewicht, Depression, Stimmungs-erhellung,
7. Threonin, reduziert Fettablagerung in der Leber, Bildung von Kollagen, Elastin und Zahnschmelz
8. Tryptophan, Angstzustände und Depressionen, Migräne, Gewichtskontrolle, Schlaflosigkeit
9. Valin, Muskelarbeit, Wundheilung, Leberkrankheiten, Gallen-krankheiten
10. Alanin, Stärkung des Immunsystem, Produktion von Antikörpern.
11. Carnitin, Erzeugung der Energie für die Gehirnzellen, Stress-resistenz,

Nicht-essenzielle Aminosäuren

Nicht-essenzielle Aminosäuren sind diejenigen, die unser Körper selber herstellen kann.

Der menschliche Körper besteht aus 22 Aminosäuren, in immer unterschiedlicheren Molekularketten je nach Gewebeart.
Sie dienen als Transportproteine und "Erstfutter" für die Stammzellen, damit sie sich in jedes Gewebe verwandeln können.
Eine ausgewogene Ernährung mit Fleisch, Fisch, Gemüse, Obst, Hülsenfrüchte, Reis, Nüssen, Pilzen und Milchprodukten ist Basis für die ausreichende Versorgung des Körpers mit allen notwendigen Aminosäuren. Sie sind die Bausteine des Lebens und Energiequelle für alle Abläufe in unserem Körper.

1. Arginin, Gewichtsreduzierung, Erhörung die Blutzufuhr, Stärkung des Immunsystems, Lebersäuberung, Muskelwachstum, Reparatur von Muskelgewebe
2. Asparaginsäure, Dauermüdigkeit und Depression, bessere Aufnahme der Mineralien
3. Cystein, weitreichendes Antioxidantium, Brandwundenheilung, Linderung der Altersprozesse
4. Glutaminsäure, Energielieferant, mindert Appetit auf Alkohol, entgiftet
5. Glutamin, beugt dem Muskelabbau vor, reduziert den Drang nach Zucker und Alkohol, Demenz, gesunden Verdauungstrakt
6. Glycin, Muskeldegeneration, Prostata, zentralen Nervensystem, Wundheilung
7. Ornithin, stärkt die Muskeln, Muskelbildung, stimuliert die Insulinproduktion,
8. Prolin, fördert die Heilung nach Verletzungen, Verbesserung der Hautstruktur
9. Serin, Stoffwechsel von Fetten und Fettsäuren, Zellregeneration, Muskelaufbau
10. Taurin, stärkt den Herzmuskel, Arteriosklerose, schlechter Gehirnleistung, Bluthochdruck
11. Tyrosin, Allergien, Antioxidant, Stimmungserheller, Appetitzügler und Fettabbau, Dauermüdigkeit, Depressionen, Angstzustände

Für was die Aminosäuren im Körper gebraucht werden und was sie bewirken ist nur beispielhaft dargestellt, nicht abschließend und zufällig gewählt.
Die Darstellungen sollen nur einen kleinen Einblick geben, wie unser Körper die aufgenommenen Nährstoffe umwandelt und welche Aufgaben sie dann bewältigen.

5. Wasser

Auf der Gesundheitsmesse in Ludwigsburg wurden wir auf das Thema „gesundes Wasser trinken und Krankheiten vermeiden“ aufmerksam. Der Geschäftsführer eines regionalen Herstellers für Wasserfilter-Anlagen hatte einen Vortrag zum Thema Wasser gehalten. Dieser hat uns überzeugt und wir haben uns eine Wasserfilter-Anlage einbauen lassen.

Der Referent führte aus, dass er selbst, durch eine Erkrankung in der Familie vor wenigen Jahren, sich mit dem Thema der Wasserfilterung auseinandergesetzt habe, nachdem durch Filterung des Trinkwassers die Beschwerden wieder verschwanden. So entstand ein Unternehmen das heute sehr erfolgreich Umkehrosmose-Systeme von höchster Qualität herstellt. Bei der Umkehr-Osmose wird Leitungswasser durch eine synthetische, halbdurchlässige Membran gepresst. Die Poren dieser Membran sind 1000 Mal kleiner als ein Bakterium. Dadurch werden die Inhaltsstoffe von Arzneimitteln, Chemikalien, Spritz- und Düngemittel der Landwirtschaft, Pestizide bis zu 99% herausgefiltert. Die gefilterten Verunreinigungen werden in den Abfluss geleitet und auf der anderen Seite der Membran sammelt sich das saubere Wasser.

Unser Trinkwasser gilt zwar als das am häufigsten und genauesten kontrollierte Lebensmittel, was aber nicht damit gleichzusetzen ist, dass in unserem Wasser keine Fremdstoffe mehr enthalten sind. Es werden 46 Inhaltsstoffe im Wasser geprüft, bei anderen Lebensmitteln eben weniger. Sicherlich ist unser Wasser keim- und bakterienfrei, wenn es das Wasserwerk verlässt. Ich möchte nicht darüber nachdenken, was auf dem Weg bis zur Entnahmestelle im Haushalt alles mit dem Wasser passiert.

Es gibt Grenzwerte, die eingehalten werden müssen. Ob die Inhaltsstoffe, auch in geringen Mengen, auf Dauer schädlich sind, streiten sich nicht nur die Wissenschaftler und Mediziner, sondern auch die Politiker.
Ich möchte nur auf die Diskussionen zu den Themen, Unkrautvernichtungsmittel Glyphosat, Mikroplastik, das durch die Plastik-Verpackungen oder durch die Verwendung in der kosmetischen Industrie, in unser Wasser gelangen, hinweisen. Es geht hier auch um die Frage der Langzeitwirkung, von den in geringen Mengen in unserem Trinkwasser aufgenommenen Stoffe.

Bei diesem Vortrag habe ich gelernt, dass unser Wasser ein Lebensmittel aber kein Nahrungsmittel ist. Die Nährstoffe, Mineralien und Spurenelemente bezieht unser Körper aus der Nahrung und nur der geringste Anteil aus dem Trinkwasser oder Mineralwasser. Das Wasser hat die Aufgabe die aufgenommenen Nährstoffe, Mineralien und Spurenelemente in die Organe und Zellen zu transportieren und von dort Abbauprodukte zu transportieren. Aus diesem Grund sollte unser Trinkwasser aufnahmefähig und nicht durch „Fremdstoffe“ gesättigt sein. Wieviel dieser Stoffe in unserem Wasser enthalten sein dürfen, damit man von einem „gesunden Wasser“ oder von einem „vitalen Wasser“ sprechen kann, gibt es wohl diverse Meinungen. Manche sehen den Grenzwert bei 80 µS erreicht, andere erst bei 130 µS. In dem Vortag, den ich besucht hatte, habe ich gelernt, dass der Grenzwert unter 200 µS liegen sollte, damit unser Wasser seiner Aufgabe gerecht wird.

Wieviel dieser Stoffe im Wasser enthalten sind, kann man entweder mit einem Messgerät messen, mit dem die Leitfähigkeit in PPM („Anteile pro Million“) bestimmt wird, oder einem Messgerät das die Leitfähigkeit in Mikrosiemens (µS) anzeigt. Man kann davon ausgehen, dass mit einem geringeren PPM-Wert bzw. Mikrosiemens-Wert das Wasser „gesünder“ ist, da es zum einen weniger Fremdstoffe enthält und zum anderen mehr Nährstoffe transportieren kann sowie die Abbaustoffe des Körpers aufnehmen kann. Dieser Kreislauf funktioniert mit einem gesättigten Wasser offensichtlich nicht so gut.

Nach der Trinkwasserverordnung (TrinkwV) werden die Grenzwerte für die gemessene elektrische Leitfähigkeit unseres Trinkwassers in Mikrosiemens (µS) vorgegeben. Die Umrechnung von ppm zu µS beträgt das Verhältnis ca. 1:2, also 30 PPM entsprechen ca. 60 µS.

Nachfolgend einige ausgewählte Grenzwerte:

Regenwasser:	etwa	30 µS
Quellwasser:	etwa	100 µS
Grenzwert bis 1963 in Deutschland	lag bei	130 µS
Grenzwert bis 1980 in Deutschland	lag bei	280 µS
Grenzwert bis 1990 in Deutschland	lag bei	1.000 µS
Grenzwert bis 2001 in Deutschland	lag bei	2.000 µS
Grenzwert bis 2015 in Deutschland	lag bei	2.500 µS
TrinkwV 2018 in Deutschland bei 25 °C	liegt bei	2.790 µS
WHO-Grenzwert	liegt bei	400 µS
EU-Richtlinie	war	750 µS

Unsere Osmose-Anlage ist jetzt 4 Jahre alt. Sie ist mit der ersten Membran ausgestattet und der Filter, der jährlich gewechselt werden sollte ist 1 Jahr alt. Mit dieser Anlage wurden folgende Werte gemessen:

Trinkwasser aus der **Wasserleitung**

- 16,2 Grad Temperatur 754 µS
- 25,4 Grad Temperatur 768 µS
-

Trinkwasser aus der **Osmose-Anlage**

- 18,8 Grad Temperatur 64 µS
- 25,0 Grad Temperatur 64 µS

Die Messergebnisse sprechen für sich. Weitere Ausführungen zu den Werten sind meiner Meinung nicht notwendig.
Bin gerne bereit Fragen zum Thema Wasser und Wasserfilteranlage zu beantworten. Scheuen Sie sich nicht mich anzurufen oder eine kurze E-Mail zu schreiben. Wenn Sie mir eine Telefonnummer zukommen lassen, ruf ich auch gern zurück. Wenn sich jemand direkt beim Hersteller unserer Osmose-Filteranlagen informieren möchte, gebe ich die Kontaktdaten des Unternehmens auf Nachfrage weiter.

Meine Kontaktdaten sind auf Seite 88 zu finden.

Ganz allgemein möchte ich aber zu unserem Wasser anmerken. Wir haben in Deutschland eine sehr gute Wasserqualität. Wahrscheinlich die beste auf der Welt. Die Trinkwasserverordnung gibt die Grenzwerte für die Inhaltsstoffe vor, die nicht überschritten werden dürfen. Dieses Wasser kann man bedenkenlos trinken und oftmals habe ich auch schon gelesen, dass unser Trinkwasser besser ist, als so manches Sprudelwasser das man im Supermarkt kaufen kann. Ich denke da besonders auch an die, die in Plastikflaschen abgefüllt sind.

Wenn ich hier zum Ausdruck bringe, dass die Trinkwasserverordnung Grenzwerte für die Inhaltsstoffe vorgibt, soll nicht gemeint sein, dass es für jeden Stoff Grenzwerte gibt. Die meisten haben nicht mal einen. Laut Wissenschaft haben wir zwischen 1.500 und über 100.000 unerwünschte Stoffe. Nur 46 Inhaltsstoffe werden untersucht! Beim Mineralwasser nur 16 Inhaltsstoffe! Zum einen gibt es für die meisten Stoffe weder Grenzwerte noch Richtwerte und schon gar keine Langzeituntersuchungen was die unerwünschten Begleitstoffe im Körper anrichten können. Beispielsweise: Hormon- und Medikamentenrückstände, oder Mikroplastik.
Kein Grenzwert, kein Richtwert keine Langzeitstudien. Und das, obwohl wir über 85.000 verschiedene Medikamente auf dem Markt haben.

Zum einen geht der Verbraucher davon aus, dass uns die Trinkwasserverordnung vor giftigen und schädlichen Stoffen schützt, zum anderen gibt es Grenzwerte für Schadstoffe. Das alleine ist schon ein Widerspruch in sich.

Die Trinkwasserverordnung unterliegt dem Infektionsschutzgesetz und bedeutet, dass das Wasser dem Verbraucher nur Keim- und Bakterienfrei zur Verfügung gestellt werden muss (Hygiene), nicht aber Chemiefrei! Hygienisch gesehen sind wir wahrscheinlich weltweit führend. Wenn man jedoch die Chemischen und landwirtschaftlichen Rückstände dazu nimmt, sieht es völlig anders aus. Z.B. sind wir deutschen von der EU verklagt, weil wir zu viel Nitrat im Trinkwasser haben. Einer der größten Krebserzeuger überhaupt. Was tut man in Deutschland? Den Grenzwert erhöhen. Im Jahr 1980 lag der max. erlaubte Grenzwert bei 280 µS, heute bei 2.790 µS!!

Die Frage, „Ist Wasser aus Plastikflaschen gesundheitsschädlich“, wird schon seit längerer Zeit unter den Experten diskutiert und viele warnen vor gesundheitlichen Risiken von Mikroplastik bzw. den Stoffen, die aus den Trinkflaschen herausgelöst werden.

Ein Bericht in unserer Tageszeitung zum Thema Knappheit bei Weinflaschen zeigt, wie verunsichert die Verbraucher sind. Zum einem wird der Engpass mit Kapazitätsproblemen aufgrund von Stillständen von Fertigungsanlagen wegen Wartung begründet, zum anderem wegen der starken Nachfrage von Sprudelherstellern, die ihre Produkte wieder immer mehr in Glasflaschen abfüllen, um dadurch vom Plastik wegzukommen und der Nachfrage nach Sprudelwasser in Glasflaschen nachzukommen.

Wenn ich aber bedenke, wie ich schon zuvor geschrieben habe, dass unser Mineralwasser nur auf 16 Inhaltsstoffe geprüft wird, war es der richtige Schritt statt Mineralwasser unser Leitungswasser zu trinken. Für unsere Kinder und Enkelkinder wird das Leitungswasser mit Kohlensäure aufbereitet.

6. Update

Meine Geschichte beginnt bei einem Triglyceride-Wert von **1.050 mg/dl** und einem Cholesterinwert von **345 mg/dl**.

Mit dem Ergebnis der Blutentnahme vom 13.Juni 2018 habe ich den Cholesterinwert auf den **Referenzwert 200 mg/dl** senken können. Dadurch habe ich mein erstes Ziel erreicht.

Der nächste Schritt war diese Werte noch etwas zu senken und vor allen Dingen zu stabilisieren. Nachdem zwischenzeitlich 7 Monate vergangen waren habe ich durch meinen Hausarzt eine erneute Blutentnahme am 01.02. 2019 machen lassen. Ich konnte das Ergebnis kaum abwarten. Umso größer war die Überraschung als ich endlich meine Werte erfahren habe. Der Cholesterinwert war weiter auf **180 mg/dl** gesunken und das Verhältnis LDL (102) / HDL39) war mit **2,6** konstant, ein sehr guter Wert.

Cholesterin	180
HDL-Cholesterin	39
LDL-Cholesterin	102

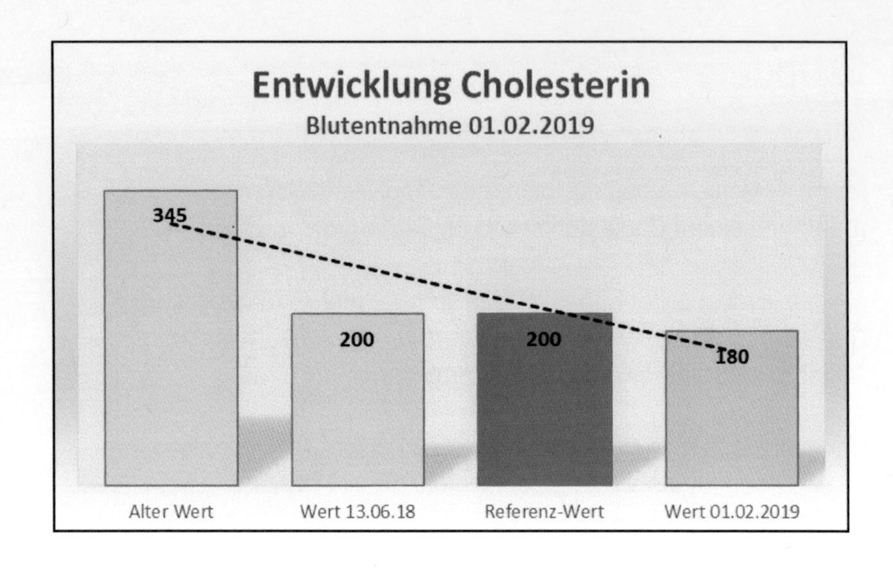

Das Ziel ist erreicht!!!

Nun, das erreichte Ziel würde ich auch nur als Zwischenziel bezeichnen, da die Cholesterinwerte auf Dauer auf dem Niveau stabilisiert werden müssen. Eventuell noch etwas gesenkt werden.

Vor allem aber muss ich noch an meinen Triglycerid-Werten arbeiten. Da habe ich mit der letzten Blutentnahme meinen Soll-Wert noch nicht ganz erreicht. Da brauche ich noch etwas Zeit und Geduld. Ein Grund mehr nicht nachzulassen.

Aber, ich bin mir sicher, auch dieses Ziel werde ich noch erreichen!

7. Zusammenfassung

Nahrungsumstellung / Gewichtsreduktion

Wir kaufen unsere Lebensmittel im Hofladen bei einem Biobauern. Was nicht zugekauft wird, kommt aus unseren Hochbeeten. Auf gute Qualität haben wir schon immer großen Wert gelegt. Wir essen überwiegend heimische Produkte, die saisonal angeboten werden. Spargel während der Spargelzeit, nicht davor und nicht danach. Erdbeeren solang es die bei uns gibt, danach kaufen wir wieder andere Obstsorten je nach Jahreszeit.

Was kommt auf den Tisch:

Fleisch, Wild, Geflügel, Fisch
Sättigungsbeilagen, Kartoffel, Knödel, Nudeln (Teigwaren aus Dinkelmehl), Reis
Kein Essen ohne Gemüse, Hülsenfrüchte, Salat, Pilze
Viel Obst, Nüsse
Brot und Brötchen essen wir sehr wenig und wenn dann aus Dinkelmehl.
Viel trinken, aber kein oder wenig Alkohol.

Grundsätzlich gilt, Kohlenhydrate nur zum Mittagessen auf keinen Fall am Abend (Gewichtsreduktion). Immer öfter auch zum Mittagessen, nur Fisch, Fleisch und dazu Salat oder Gemüse.
Am Abend nicht zu spät essen. Portionen anpassen.

Sport, Bewegung

Seit wir Rentner sind, spielen wir im Sommer zweimal die Woche eine Runde Golf. Die Golfsaison geht je nach Wetter von April bis Oktober. Wenn nicht Golf gespielt wird, gehen wir sehr oft eine Runde oder machen eine Radtour.

Proteine sind die Grundbausteine allen Lebens aus dem unsere Zellen, Enzyme und Hormone aus unseren Nahrungsmitteln umgewandelt werden. Sie sind für unseren Körper Energielieferant wie die Kohlenhydrate und Fette. Unsere Leber ist dafür zuständig, dass die Proteine verstoffwechselt werden.

Eiweißquellen in unserer Nahrung sind:

1. Tierische Eiweißquellen

   - Mageres Fleisch, Geflügel, Eier
   - Fisch und Meeresfrüchte
   - Magere Milchprodukte

2. Pflanzliche Eiweißquellen

   - Gemüse
   - Kartoffeln
   - Hülsenfrüchte
   - Getreide
   - Nüsse
   - Samen

Wenn man Gewicht abnehmen möchte, ist eine ausgewogene Ernährung mit Eiweiß besonders wichtig, da dadurch Muskelmasse aufgebaut und Fettmasse abgebaut wird. Aber natürlich nicht automatisch, man muss schon etwas dafür tun. Deshalb sollten bei Diäten auch viel Sport und Bewegung auf dem Programm stehen. Erst durch die Belastung bleibt die Muskelmasse erhalten oder wird weiter aufgebaut, was besonders wichtig ist für sportliche Aktivitäten und zum Erreichen der nachfolgend (Kapitel 8) kurz skizzierten Verbesserungen.

Was haben wir anders gemacht? Wie war unser Ansatz?

Diäten und Abnehmempfehlungen gibt es genügend. Man muss nur in die entsprechenden Magazine reinschauen oder im Internet das Suchwort Diäten/Abnehmen eingeben und erhält sofort jede Menge Abnehm-Strategien präsentiert.

Mono-Diäten, es scheint völlig egal welches Lebensmittel zur Gewichtsreduktion genommen wird. Man kann von dem gewählten Lebensmittel in der Regel so viel essen wie man will, z.B. Eier-, Kartoffel-, Schokoladen-, Milch-, Zwieback-, Reis-, Gummibärchen-, Früchte-, Ananas-Diät usw. bis hin zur Null-Diät bei der man nur Mineralwasser und Tee trinken darf so viel man will.

Die Gewichtsabnahme soll nach dem Prinzip der Nährstoffverknappung funktionieren, so dass der Körper gezwungen wird seine Muskel-, Fett-Reserven zu verbrennen. Man sollte solche Diäten nicht über einen längeren Zeitraum durchführen, da sie zu Mangelerscheinungen führen. Finger weg von der Null-Diät, hier würde ich ganz davon abraten, diese zu versuchen.
Mono-Diäten entsprachen nicht unserem Verständnis von Spaß und Freude am Essen.

Wer aber partout eine Mono-Diät ausprobieren möchte, der sollte von den „gesunden“ Lebensmitteln, wie Eier oder Kartoffel, wählen. Eine Kombination der zwei genannten Lebensmittel könnte ich mir auch gut vorstellen. Vielleicht versuch ich es selber mal. Könnte mir gut vorstellen einige leckere Rezepte mit den zwei Komponenten zu finden. Etwas Gemüse würde es wohl abwechslungsreicher gestalten. Würde mich über ein Feedback freuen, wenn meine Leser es ausprobieren würden und besonders würde mich interessieren, welchen Erfolg sie damit hatten.

Kohlsuppen-Diät verspricht jeden Tag ein Kilo weniger auf der Waage. Eine Woche nur Kohlsuppe war uns zu langweilig. Wir haben aber die Kohlsuppe in unser Ernährungskonzept aufgenommen. Die Gewichtsabnahme in so kurzer Zeit wiedersprach aber unserer Herangehensweise, da wir uns vorgenommen haben uns Zeit zu lassen und das erreichte Ziel über einen längeren Zeitraum erst zu stabilisieren. Unsere Erfahrungen mit dem Jo-Jo-Effekt haben wir in der Vergangenheit genügend gemacht.

Rohkost-Diät wird auch als eine Möglichkeit zur Gewichtsreduzierung empfohlen. Aufgrund der fehlenden Proteine/Eiweiß und der Fette, die zum Aufbau der Muskeln benötigt werden, haben wir von einer reinen Rohkost-Diät abgesehen. Wir haben aber Komponenten dieser Diät in unser Ernährungskonzept (siehe Kapitel 3.5) aufgenommen.

Low Carb-Diät. Die Diät gibt es in diversen Varianten, z.B.

- wenig Kohlenhydrate aus Gemüse, Salat und Obst, dafür viel Fett aus Fleisch, Milch und Käse, oder
- zunächst gar keine Kohlenhydrate, nach zwei Wochen wenig Kohlenhydrate aus Gemüse, Salat und Obst, Fett aus Fleisch, Milch, Käse, oder
- keine Kohlenhydrate, kein Fett, nur eiweißreiche Speisen, nach einer Woche im Wechsel eiweißreiche Speisen ohne und mit Gemüse.

Das Ganze kling sehr kompliziert und ist fraglich, ob man die Rezepte in die tägliche Speisenfolge umsetzen kann.

Essen ganz ohne oder nur mit wenig Kohlenhydrate entsprach nicht unserem Verständnis vom abwechslungsreichen Essen, wobei wir auch Komponenten dieser Diät in unser Ernährungskonzept integriert haben.

Die vorgenannten Diäten sollen hier beispielhaft genannt sein, zeigen sie doch sehr schön, wie unterschiedlich die Ansätze bei den Diätkonzepten sind.

Was haben wir nun anders gemacht? Wir haben Teile verschiedener Diäten zu einem Gesamtkonzept zusammengefasst. Unser Fokus lag auf dem gesundheitlichen Aspekt, Senkung der hohen Cholesterin- und Triglyceride-Werte. Wir wollten keine Diät machen um Gewicht zu reduzieren, auch wenn wir diesen Aspekt nicht ganz außer Acht lassen wollten.
Wir wollten in erster Linie ein Konzept für eine Nahrungsumstellung finden, mit dem Ziel die Blutfettwerte zu reduzieren. Die Gewichtsabnahme war dann ein Effekt der Nahrungsumstellung. Nachfolgend kurz skizziert.

- Frühstück und Abendessen ohne Kohlenhydrate.
- Mittagessen kann mit Kohlenhydraten sein, muss aber nicht.
- Gemüse und/oder Salat zu jedem Mittagessen.
- Bunte Teller mit Gemüse zum Abendessen.
- Obst zwei Mal am Tag, Frühstück und nach dem Abendessen.
- Kein Fast-Food, wenn dann selber gemacht (siehe Burger).
- Keine fertigen Produkte, Pizza, Pommes Frites selber machen.
- Viel Trinken, Wasser, wenig Säfte, wenig Alkohol.
- Salz, Zucker einsparen wo es geht.
- Viel Bewegung, Sport treiben.

Unser Grundsatz: Gesund essen und Essen soll Spaß machen.

8. Auswirkung...

...und noch eine Geschichte

Da mich persönlich die Cholesterin- und Triglyceride-Werte schon seit Jahren begleiten und ich diese Themen in der Kombination mit Nahrungsumstellung und Gewichtsreduktion noch nicht betrachtet habe, schien es mir sehr interessant, mich mit diesem Thema zu beschäftigen. Auch wenn wir davon überzeugt sind, dass unsere Nahrungsmittel eine gute Qualität haben und genügend Vitamine und Nährstoffe enthalten, haben wir auf eine Nahrungsoptimierung mit Nahrungsergänzungsmitteln nicht verzichtet.

Welche Erfolge haben sich nach etwa zwei Jahren, nachdem wir unser Gewicht reduziert und gehalten haben, eingestellt. Von einer Verbesserung habe ich zunächst nichts gespürt, außer dass man mit 10 bis 12 kg weniger an Gewicht, etwas leichter unterwegs war, bis die Golfsaison im April 2018 begann.
Wir spielen am Anfang die ersten Runden nur 9 Loch bis man sich wieder an die Belastung gewöhnt hat. Wenn ich ehrlich bin und auf die letzten Jahre so zurückschaue, muss ich sagen, dass ich mich an die Belastung der 18 Loch nie richtig gewöhnt habe. Nach der Runde noch das Golfbag aufräumen und wieder zurück zum Clubhaus.
Ich war nach dem Spiel stets müde und erschöpft. Meine Beine schmerzten. Am Abend zu Hause bin ich nur noch in den Sessel gefallen.

An der Stelle muss ich zum Verständnis erklären, dass meine Füße nach einem Bandscheibenvorfall teilweise taub sind und mich das viele Laufen deshalb besonders anstrengt.

Nun zurück zur diesjährigen (2018) Golf-Saison. Wir haben nur einmal eine kurze Runde mit 9 Loch gespielt und danach nur noch 18 Loch die volle Distanz.
Für Nichtgolfer sei erklärt, dass man bei einer 18 Loch-Runde je nach Platz zwischen 7 bis 9 km laufen muss und zwischen 3,5 bis 5 Stunden unterwegs ist. Der Schrittzähler kann da schon mal 18.000 bis 20.000 Schritte anzeigen.

Im Gegensatz zu den letzten Jahren sind wir nach der Golfrunde nicht mehr erschöpft und niedergeschlagen. Die Beine tun nicht mehr weh und wenn wir am Abend im Sessel sitzen, kommt es uns so vor wie wenn wir nicht Golf gespielt hätten. Von Müdigkeit keine Spur. Selbst eine Runde bei 36 Grad, wenn auch nur 9 Loch und 12.000 Schritte, ist problemlos möglich.
Eine solche Wirkung hätten wir uns nicht vorstellen können. Wir sind nur noch begeistert, auch wenn wir nicht nachvollziehen können, was da im Körper abläuft.

Sicherlich, die vorgenannten Wirkungen sind **subjektive** Empfindungen durch uns, die nicht messbar sind. Wie soll man auch nachweisen, dass man sich wohler fühlt, nach der Belastung nicht müde oder gar erschöpft ist. Nie hätte ich es für möglich gehalten, nach einer Golfrunde noch im Garten zu arbeiten.

Was hat sich verbessert, nachfolgend kurz skizziert:

- besseres allgemeines Wohlbefinden, erholsamerer Schlaf
- schnellere Erholung nach dem Training
- schnellere Erholung nach sportlicher Belastung
- weniger Erschöpfung und Müdigkeit nach sportlicher Belastung
- schnellere Muskelregeneration
- mehr Energie und verbesserte Ausdauer

- mehr Kraft und Lebensenergie (das Gefühl Bäume auszureißen)
- bessere Konzentrationsfähigkeit über einen längeren Zeitraum (wichtig beim Golfspiel)

9. Disclaimer

Aus rechtlichen Gründen möchte ich darauf hinweisen:

Kein Heilversprechen!
Aus rechtlichen Gründen muss an dieser Stelle darauf hingewiesen werden, dass es sich bei den hier vorgestellten Behandlungsmethoden nicht um medizinische Therapieverfahren handelt. Die Behandlungsmethoden gehören nicht unbedingt zu den allgemein anerkannten Methoden im Sinne einer Anerkennung durch die Schulmedizin. Alle getroffenen Aussagen über Eigenschaften und Wirkungen sowie Indikationen der vorgestellten Behandlungen beruhen auf Erkenntnissen und Erfahrungen in der jeweiligen Behandlungsrichtung selbst.
Grundsätzlich soll bei den Informationen und Angeboten auf diesen Seiten nicht der Eindruck erweckt werden, dass dabei ein Heilversprechen zugrunde liegt.

Ebenso wenig kann aus den Ausführungen abgeleitet werden, dass Linderung oder Verbesserung eines Krankheitszustandes garantiert oder versprochen wird.
Die Inhalte stellen kein Vertragsangebot und keine verbindliche Auskunft oder Beratung dar und können keine persönliche Beratung, eine Untersuchung oder Diagnose durch einen Therapeuten ersetzen.

Vorsorglich weise ich darauf hin, dass die von mir abgegebenen Informationen nicht genutzt werden können, um Krankheiten oder Leiden selbst zu erkennen und zu therapieren.

"*Zu Risiken und* Nebenwirkungen lesen Sie die Packungsbeilage und fragen Sie Ihren Arzt oder Apotheker"

10. Abschließende Bemerkungen

Nun, warum habe ich das Buch geschrieben. Es gab mehrere gute Gründe.

- Meine Geschichte beginnt bei einem Triglyceride-Wert von **1.050 mg/dl** und einem Cholesterinwert von **345 mg/dl**. Betroffene wissen, dass diese Werte viel zu hoch sind. Also musste ich etwas tun. Zum einen wollte ich meine schlechten Werte verbessern und zum anderen aber, wenn es möglich war, auf die Medikamente mit den möglichen Nebenwirkungen, verzichten.

- In der Statistik aus dem Jahr 2015 des Statistischen Bundesamtes waren die Todesursachen nach Krankheitsarten dargestellt, die mich sehr überrascht haben. Ich hätte nicht damit gerechnet, dass die Krankheiten des Herz-Kreislaufsystems mit 39% zu den häufigsten Todesursachen zählen. Deutlich mehr als z.B. durch Krebsleiden und anderen Krebserkrankungen.

- Während meiner Recherche habe ich sehr oft hören müssen: „Vor den Nebenwirkungen und/oder vor den Spätfolgen meiner Erkrankung, habe ich große Angst".
  Aber gerade diese Angst, die die Menschen umtreibt, verhindert eben, dass sie nach alternativen Möglichkeiten suchen und diese ausprobieren.

So entstand die Idee, alles in einem Buch zusammen zu fassen und so allen Interessierten diese Informationen zugänglich zu machen.

Dieses Buch ist ein Muss für alle Menschen, die ihre Blutfettwerte mit den beschriebenen Möglichkeiten senken möchten, oder nach alternativen Produkten aus dem Bereich der Nahrungsergänzungsmitteln zur Nahrungsoptimierung suchen, um so die Nebenwirkungen ihrer Medikamente reduzieren zu können.

Ich hoffe, dass ich mit dem Buch die Leser erreicht habe, die eine kompakte Information zum Buchthema im Handtaschenformat gesucht haben sowie die Leser, die einen Einblick in die Themen der Gewichtsreduzierung und Senkung der Blutfettwerte, durch kleine Korrekturen der Essgewohnheiten, vermitteln konnte.

Ich hoffe, Sie hatten viel Spaß beim Lesen!

❖ ICH KANN DIR DEN WEG ZEIGEN, DER MIR GUT GETAN HAT,

OB DU AUCH DIESEN WEG GEHST, MUSST DU SELBER ENTSCHEIDEN.

❖ ICH KANN DIR MEINE GESCHICHTE ERZÄHLEN,

DIE SCHLÜSSE FÜR DICH, MUSST DU SELBER ZIEHEN.

❖ ICH KANN DIR DIE UHR ZEIGEN,

OB ES FÜR DICH SCHON 5 MINUTEN VOR 12 IST, WEISST NUR DU.

11. Impressum

Josef Mann
Kirchhofäcker 8
71737 Kirchberg
004915164945627
004907144331075
E-Mail: josef-mann@t-online.de
Homepage: www.josefmann.de

Steuer-Nr.: 51277/27504
Umsatzsteuer-Identifikationsnummer gemäß §27 a Umsatzsteuergesetz: DE306174438

Softcover
ISBN: 9781093518948
Imprint: Independently published

Buchpreis 14,99 €

1. Auflage vom 01. Mai 2019

Printed in Poland
by Amazon Fulfillment
Poland Sp. z o.o., Wrocław